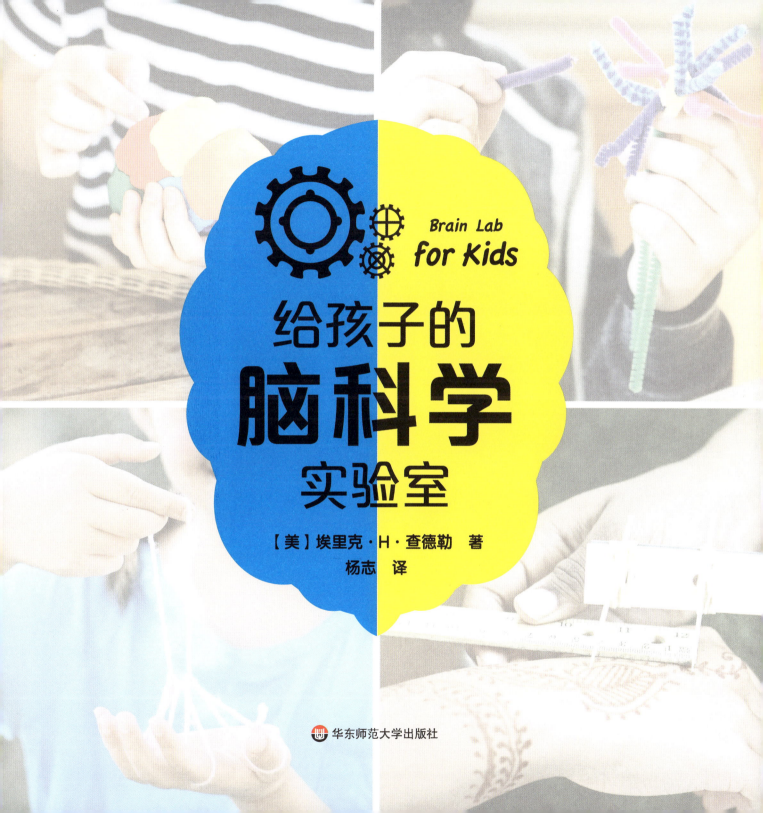

图书在版编目（CIP）数据

给孩子的脑科学实验室/(美)埃里克·H·查德勒著；
杨志译．—上海：华东师范大学出版社，2019
 ISBN 978-7-5675-9229-2

Ⅰ.①给… Ⅱ.①埃… ②杨… Ⅲ.①脑科学-科学实验-儿童读物
Ⅳ.①R338.2-33

中国版本图书馆CIP数据核字（2019）第131996号

BRAIN LAB FOR KIDS: 52 Mind-Blowing Experiments, Models, and Activities to Explore Neuroscience
By Eric H. Chudler
© 2018 Quarto Publishing Group USA Inc.
Simplified Chinese translation copyright © East China Normal University Press Ltd, 2019.
All Rights Reserved.

上海市版权局著作权合同登记 图字：09-2018-1000号

给孩子的实验室系列
给孩子的脑科学实验室

著　者　[美]埃里克·H·查德勒
译　者　杨　志
责任编辑　沈　岚
特约审读　严　婧
责任校对　吴　伟
封面设计　卢晓红
装帧设计　卢晓红　宋学宏

出版发行　华东师范大学出版社
社　　址　上海市中山北路3663号　邮编 200062
网　　址　www.ecnupress.com.cn
总　　机　021-60821666　行政传真 021-62572105
客服电话　021-62865537
门市(邮购)电话　021-62869887
地　　址　上海市中山北路3663号华东师范大学校内先锋路口
网　　店　http://hdsdcbs.tmall.com

印　刷　者　上海当纳利印刷有限公司
开　　本　889×1194　16开
印　　张　9
字　　数　258千字
版　　次　2019年11月第1版
印　　次　2020年7月第2次
书　　号　ISBN 978-7-5675-9229-2
定　　价　58.00元

出 版 人　王　焰

(如发现本版图书有印订质量问题，请寄回本社客服中心调换或电话021-62865537联系)

52 个适合全家一起玩的脑科学实验，
探索不可思议的大脑

目 录

概述　6

神经元

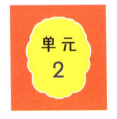

实验1	黏土神经元	10
实验2	神经元点心	12
实验3	神经元绳结	14
实验4	扭扭棒神经元	16
实验5	绳索神经元	18
实验6	信号传递	22

大　脑

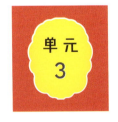

实验7	思维帽	26
实验8	黏土大脑	28
实验9	大脑烘焙	30
实验10	溅水实验	32
实验11	大脑保护装置	34

反　射

实验12	瞳孔反射	38
实验13	膝跳反射	40
实验14	你能抓住它吗？	42

味　觉

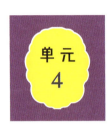

实验15	没鼻子	48
实验16	视觉盛宴	50
实验17	湿润或干燥	52

嗅　觉

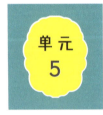

实验18	谁负责嗅觉？	56
实验19	香味刮刮卡	58
实验20	臭臭的T恤	60
实验21	自制香水	62

视　觉

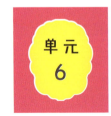

实验22	晶状体模型	66
实验23	斯特鲁普效应	68
实验24	盲点	70
实验25	色卡	72
实验26	视野测试仪	74
实验27	彩色余像	76
实验28	贝汉转盘	78

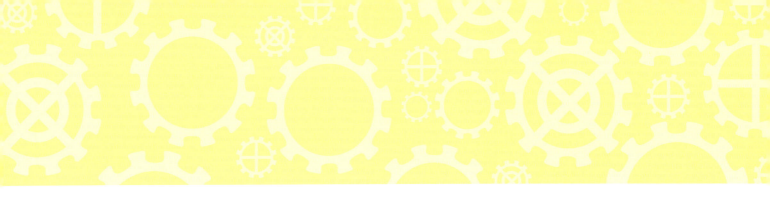

触 觉

单元 7		
实验29	触觉两点阈测定	84
实验30	发现触点	86
实验31	砂纸测试	88
实验32	布莱叶盲文字母表	90
实验33	触摸游戏	92
实验34	科学小盒子	94
实验35	触摸迷宫	96

听 觉

单元 8		
实验36	鼓膜模型	100
实验37	声音振动器	102
实验38	散步	104
实验39	左听听，右听听	106

睡眠和身体节律

单元 9		
实验40	睡眠日志	110
实验41	快速眼动睡眠监测	112
实验42	小勺睡眠测试	114
实验43	体温	116
实验44	一日节律	118

记 忆

单元 10		
实验45	看得见，看不见	122
实验46	神经元电话	124
实验47	记忆植入	126
实验48	现在或以后	128
实验49	购物清单	130
实验50	词语记忆	132
实验51	位置记忆	134
实验52	专注力游戏	136

相关资源	138
附录	139
致谢	141
关于作者	142
译后记	143

概 述

骑自行车、学习一门新语言、接球、读书：所有这些活动，以及我们看到、听到、感觉和做的其他一切都可以通过头部里那柔软的白色、粉红色物质来实现，我们将其称为大脑。

大脑在幕后为我们做了很多惊人的事情。尽管科学家已经对大脑如何发挥作用进行了大量的科学研究，并收获颇丰，但仍有许多关于神奇大脑如何发挥功能的谜团有待解开。本书将通过实验、测试和建构活动来帮助你了解大脑是如何完成繁杂的工作的。

本书的使用

细心的科学家会详细记录他们在实验室中所做的实验。在使用本书时，你应该专门准备一本实验笔记本（实验日志），而不是一堆无序松散的纸。如果一本笔记本用完了，请再准备一本新的。笔记本上的记录应包括实验名称、实验日期、实验用时、实验步骤、实验中的观察记录、实验结果以及针对结果意义开展的讨论。你所作的注释应该包含足够多的信息，以便阅读这一笔记本的其他人可以完全重现实验，并理解你的发现与结论。

本书中的每个实验都分为几个部分。在每个实验的标题之后，列出了实验所需的大致时间；"实验材料"部分列出了完成实验所需的所有材料；"实验步骤"部分提供了完成实验的步骤和使用材料的指南，你可能会发现可以用不同的方式来完成实验，这当然没有问题，但请务必在笔记本中记录下任意一处调整；"科学揭秘"部分解释了实验背后的科学原理，它将帮助你更好地了解实验和观察结果；你可能会发现，"大脑事实"部分是与每个实验息息相关的一些与大脑相关的有趣、搞笑，甚至令人惊讶的事实；最后，"奇思妙想"部分能为你进一步探索实验提供更多想法，例如，你可能会找到一个用于科学展活动的实验，或者能从中发现一些新东西。

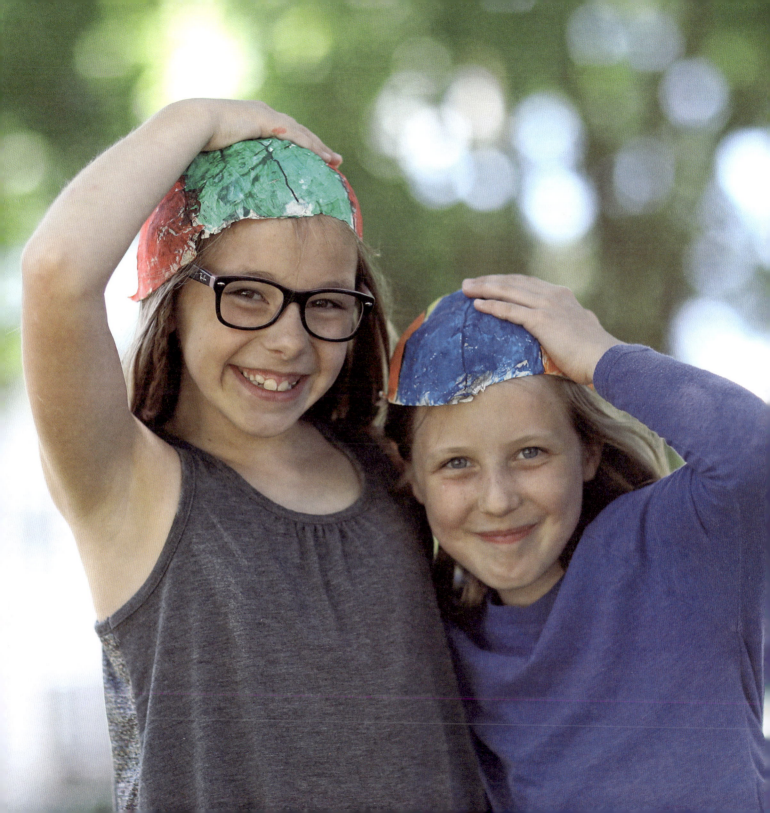

单元 1

神经元

神经元（神经细胞）是神经系统中的特化细胞。这些微小细胞像小电池一样，因为它们能够产生少量电能。为了与其他神经细胞、肌肉或腺体进行交流，神经元会在短距离和长距离内发送电信号。神经元的每个部分都有一个特殊的功能，以确保快速有效地发送这些信号。

大多数人从未真正地见过神经元。科学家必须使用显微镜来观察神经元，因为这些细胞非常小。神经元的绘图和照片能够帮助其他人了解这些细胞的结构。理解神经元外观的另一种方法是制作一个可以拿在手上的神经元模型。这就是你将进行的本书的第一个实验：用黏土制作神经元模型。当然，你的模型会比真正的神经元大很多倍。

虽然在书籍和网站上都可以查到典型的神经元图像，但请记住，神经元有许多不同的形状和大小。在构建你自己的神经元模型时，思考一下：一个好的模型需具备哪些要素？你的模型看起来有多真实？比例是否合理？是否包含了神经元的所有重要部分？你将如何改进模型的结构？是否还有其他材料可用于制作模型？

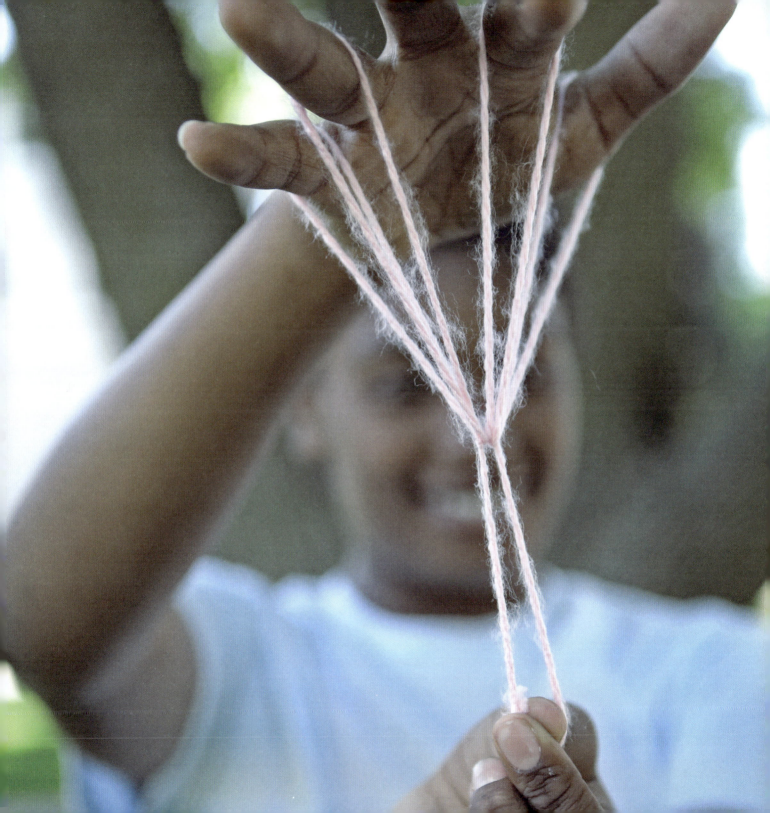

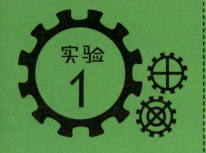

实验 1　黏土神经元

大脑事实

- 神经元胞体的直径约为 4 微米 ~ 100 微米。
- 长颈鹿的神经元轴突从脚趾一直伸展到颈部，可长达 4.5 米。
- 章鱼的神经系统中大约有 5 亿个神经元。这些神经元大多数都位于章鱼的触手中。

人脑含有860亿~1000亿个神经元（神经细胞）。在本实验中，你将使用黏土制作神经元模型。

实验用时
- 20 分钟

实验材料
- 4 种不同颜色的黏土

实验步骤

步骤 1：收集 4 种不同颜色的黏土。用不同颜色的黏土代表神经元的不同部分。

步骤 2：将其中一种颜色的黏土揉成直径约 2 厘米大小的椭圆形，然后将其压平（图 1）。这块黏土将代表神经元胞体。

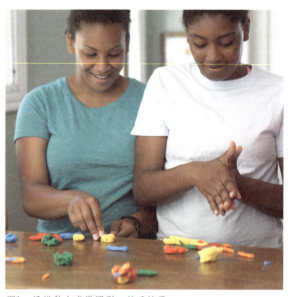

图1：揉搓黏土成椭圆形，然后按平。

步骤 3：在胞体上使用第二种颜色的黏土添加延伸部分（图 2），用它代表树突。

步骤 4：将第三种颜色的黏土揉成细条。将这些部分连接到胞体上（图 3），用该部分代表神经元的轴突。

步骤 5：将少量第四种颜色的黏土按压在轴突的尾端（图 4），这一块黏土代表突触末梢。

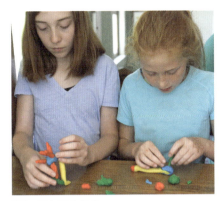
图2：添加延伸部分。

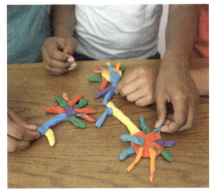
图3：添加轴突。

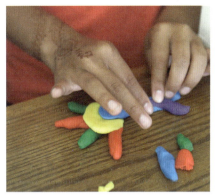
图4：添加末端。

奇思妙想

神经元可以根据结构和功能分为不同类型。例如，可以按神经元形状对其进行分类，具有附着于细胞体的多个树突的神经元被称为多极神经元，可以使用黏土制作出具有不同树突模式的神经元，如假单极、双极和多极神经元。还可以通过发送信息的方向对神经元进行分类，例如，感觉神经元将感官信息带入中枢神经系统（大脑和脊髓）；运动神经元将信号发送出中枢神经系统以控制肌肉和腺体；在感觉神经元和运动神经元之间是中间神经元。

制作之前，可以在网络上搜索位于大脑不同部位的神经元的图像，例如，可以尝试制作来自大脑皮层的锥体细胞或小脑的浦肯野细胞。

科学揭秘

神经元（神经细胞）具有4个基本部分：树突、细胞体、轴突和突触末梢。

树突与细胞体连接并将信息传递给细胞体。细胞体（体细胞）由细胞核和其他细胞器组成，以保持神经元结构完整和正常运作。附着于细胞体的单个轴突将信息从细胞体中传出。轴突的末端形成了突触末梢装置，用以存储化学神经递质。

实验 2　神经元点心

制作可食用的神经元点心，不仅能观察神经元细胞体的不同部分，还能享用美味。

大脑事实

→ 细胞核（nucleus）这个词来自拉丁语，意思是坚果（nut）。

→ 世界上有些人认为小牛、山羊、绵羊和松鼠的大脑是美味佳肴。

→ 大脑里还有一种被称为神经胶质的细胞。这些神经胶质细胞为神经元提供物理和营养支持，或消化死亡废弃的神经元。

实验用时

→ 30 分钟准备时间，8 小时冷藏定型

实验材料

→ 搅拌碗
→ 勺子
→ 1 盒明胶（也称为"吉利丁"，任意口味皆可）
→ 水
→ 煮锅
→ 1 个可密封的塑料袋（三明治大小的尺寸）
→ 1 罐什锦水果罐头
→ 各种各样的小糖果

安全提示

→ 进行加热和将明胶浸泡在热水中的操作时，成年人应提供协助。
→ 注意是否存在食物过敏。

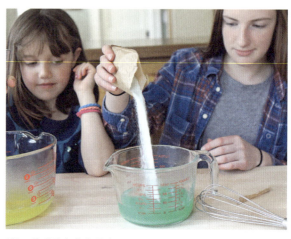

图1：将明胶和热水混合。

实验步骤

步骤 1：将一盒明胶和适量热水倒入搅拌碗中，按照说明用勺子将它们搅拌混合在一起（图1）。

步骤 2：静置至温热程度，将其倒入一个小塑料袋中（图2）。

步骤 3：沥干什锦水果罐头中的汁水。将水果和糖果块加入装有明胶溶液的塑料袋中（图3）。

步骤 4：密封塑料袋，并将其放入冰箱中，使明胶定型（图4）。

步骤 5：待明胶凝固定型后（图5），打开塑料袋，取出制作完成的神经元模型，开始享用神经元点心吧！

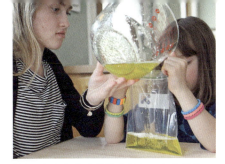

图2：将冷却的明胶溶液倒入一个小塑料袋中。

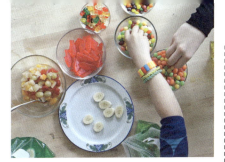

图3：再往袋中加入水果和糖果。

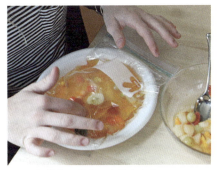

图4：密封袋子并放入冰箱中冷藏。

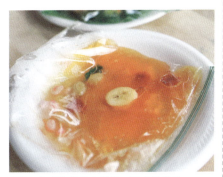

图5：待明胶凝固定型后，取出并享用。

 奇思妙想

你可以用什么其他材料制作神经元模型食物呢？例如，试着使用蔬菜或早餐麦片来制作神经元模型。

大脑中有860亿～1000亿个神经元。我们假设现在有1000亿个神经元，将所有神经元集中在一起，如果以每秒数一个神经元的速度数完所有的神经元，需要多长时间？答案是1000亿秒，再想想这是多少个月或多少年呢？算一算吧！

 科学揭秘

像身体中的其他细胞一样，神经元也被细胞膜包裹着。在你的神经元点心模型中，塑料袋代表膜；糖果和水果代表细胞核、细胞质、线粒体和其他包含基因、制造蛋白质和提供能量的细胞器。

在神经元的细胞体内发现的一些细胞器包括：

→ 细胞核：含有遗传物质（DNA），能控制神经元的发育。

→ 核仁：存在于细胞核内，帮助合成蛋白质。

→ 核糖体：帮助合成蛋白质。

→ 尼氏体：制造蛋白质的核糖体组。

→ 内质网：在神经元内运输物质的管道系统。

→ 高尔基体：将肽和蛋白质包裹在囊泡系统中。

→ 微丝和神经管：为神经元提供结构支持，并帮助物质在整个细胞内运动。

→ 线粒体：为神经元制造能量。

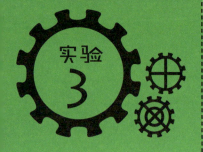

神经元绳结

大脑事实

→ 蜜蜂的大脑有 950,000 个神经元。

→ 神经元是你体内存在时间最久的细胞。今天你大脑中的大多数神经元在你出生时就存在了哦!

→ 神经科学是研究神经系统结构和功能的学科领域。

这不是降落伞,也不是扫帚或塔。这是一个神经元!一个用绳结做成的神经元。

实验用时

→ 5 分钟

实验材料

→ 1 米长的绳子

实验步骤

步骤 1:将绳子的两端系在一起形成一个环。

步骤 2:将绳子穿过右手的大拇指和小指(图 1)。

步骤 3:用左手手指捏住右手手掌中间的绳子,将其向下拉(图 2)。

步骤 4:再次捏住右手手掌中间的绳子,并再次向下拉。

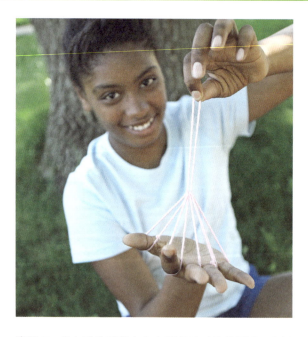

步骤 5:将左手的手掌由上向下穿过下拉的绳圈,大拇指和中指伸入大圈中(图 3),再穿进右手大拇指和小指上的绳圈中。

步骤 6:用左手的两个手指勾住绳子,然后将绳子从大圈中拉出。

步骤 7:将绳子向上拉,中央出现 3 条绳圈,右手的无名指、中指、食指分别套入其中(图 4),绳子翻到右手掌的背面。

步骤 7:将位于右手手掌中间的绳子向外拉(图 5)。

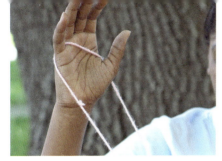
图1：将绳子穿过大拇指、小指。

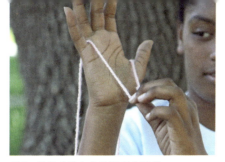
图2：捏着手掌中央的绳子往下拉。

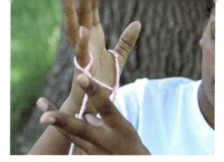
图3：另一只手的两个手指穿进勾在大拇指和小指的绳圈中。

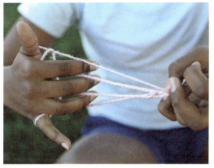
图4：将绳子往上拉，翻到手掌背面，右手中间3个手指分别穿过3道绳圈。

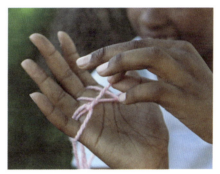
图5：拉动位于手掌中间的绳子。

 科学揭秘

这个用绳结制作的模型展现了神经元的树突、细胞体、轴突和突触末梢。因为这种神经元模型有很多附着在细胞体上的树突，所以它被称为多极神经元。科学家可以使用特殊的化学物质来标记神经元，让化学物质被神经元吸收或直接将它们注入神经元，这样，他们就可以看到这些小细胞的结构。由于神经元非常小，科学家们必须使用显微镜来观察和识别它们的不同部分。

 奇思妙想

虽然这个神经元模型用绳子作为轴突，但真正的轴突其实很细，你需要用显微镜才能看到它们。此外，有一些轴突很长，例如，脊髓中具有细胞体的轴突可以一直延伸到足部的肌肉。假设一个真实的神经元的细胞体的直径为100微米，并与一条长1米的轴突相连结，请以这个比例来制作一个相应的模型。此外，如果使用直径为4厘米的乒乓球作为细胞体，轴突需要多长才能保持与真实神经元相同的比例？计算一下，然后将这样长度的一根线或绳子绑在乒乓球上作为轴突。想想你需要多长的线？友情提示：你会需要很长很长的线！

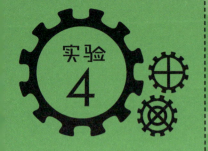

实验 4 扭扭棒神经元

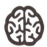 **大脑事实**

→ 郎飞氏结之间的距离约为 0.2 ~ 2 毫米。

→ 如果没有髓磷脂，电信号的传播速度为 0.5 ~ 2.0 米/秒或 1.8 ~ 7.2 千米/小时。由于髓磷脂的影响，电信号能以 5.0 ~ 120.0 米/秒或 18.0 ~ 432.0 千米/小时的速度传播。

→ 跳跃式传导（Saltatory gonduction）中"Salatory"这个单词来自拉丁语，意思是"跳跃"。

这种神经元（神经细胞）的简单模型由扭扭棒制成。不同颜色的扭扭棒代表了神经元的不同部分。

实验用时
→ 20 分钟

实验材料
→ 剪刀
→ 直尺
→ 6 根扭扭棒（不同颜色）

实验步骤

步骤 1：用剪刀和直尺将 3 根扭扭棒剪成数条 10 厘米长的小短棒（图 1）。

步骤 2：将剩余的 2 根长扭扭棒摆成"+"形状（图 2）。

步骤 3：将一根扭扭棒叠在另一根的中点位置上并弯曲、对折（图 3）。

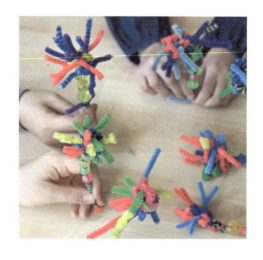

步骤 4：将对折的这根扭扭棒的两条边拧在一起，将其作为轴突，轴突上分叉的末端是突触末梢。

步骤 5：将之前从一根扭扭棒上剪下来的若干小短棒扭在没有对折的长条上。这些小短棒代表树突（图 4）。

步骤 6：将没有对折的那条长扭扭棒拧成球状，代表细胞体（图 5）。

步骤 7：再将一些剪短的扭扭棒拧在"细胞体"上作为树突，之后逐渐将更多的扭扭棒拧上去，增加树突的数量。

步骤 8：再用一根长扭扭棒在轴突上缠绕一圈，将其包裹住，代表髓鞘（图 6）。

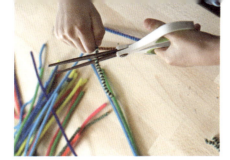
图1：将3根扭扭棒剪成小段。

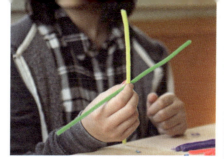
图2：将2根长扭扭棒摆成"+"形状。

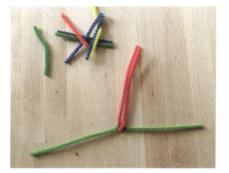
图3：将一根扭扭棒叠放在另一根的中点处并对折，再将并拢的两边扭在一起。

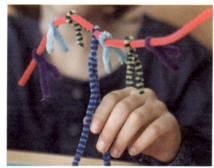
图4：将剪短的扭扭棒依次扭在没有对折的长条上。

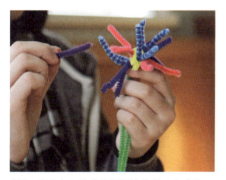
图5：将代表细胞体的扭扭棒拧成一个球状。

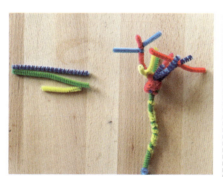
图6：用一根新的扭扭棒将轴突包裹起来，或者在轴突上串上小珠子来代表髓鞘。

科学揭秘

除了显示树突、细胞体、轴突和突触末梢，这个神经元模型还包含了髓磷脂。髓磷脂包裹着神经元的轴突，与外界隔离，帮助电信号能更快、更有效地通过轴突传输。髓磷脂并不是完全覆盖整个轴突，而是呈节段状，每个相邻的节段之间的无髓鞘部分叫郎飞氏结。电信号在一个个"结"之间跳跃，这个过程称为跳跃式传导（saltatory conduction）。

奇思妙想

大脑中的每个神经元都可以连接成千上万的其他神经元。它们由突触连接，形成互联的神经元网络或电路来处理信息。试着将制作好的神经元模型穿过金属网的网格，用金属网来创造神经元网络。在一个神经元的突触末梢和另一个神经元的树突之间留些细小空间。

实验 5

绳索神经元

制作一个神经元模型,以展现电信号如何沿着轴突传播并释放突触末梢的化学物质(神经递质)。

大脑事实

→ 突触末梢和树突之间的距离仅为 20 ~ 40 纳米。(1 微米等于 1,000 纳米,1 毫米等于 1,000 微米)

→ 单个神经元可以与其他神经元有 1,000 ~ 10,000 个突触(连接)。

→ 一个囊泡可含有 5,000 分子量的神经递质。

实验用时

→ 1 小时

实验材料

→ 剪刀
→ 3 米长的细绳
→ 钻头
→ 3 个塑料容器(或碗)
→ 3 米长的粗绳
→ 1 个浮球
→ 钢丝钳
→ 30 厘米长的电线
→ 10 个乒乓球

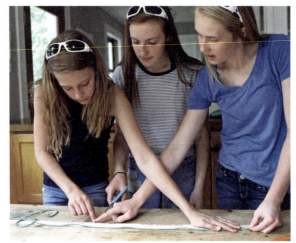

图1:剪绳子。

安全提示

→ 钻孔应由成年人操作或在成年人的监督下进行。
→ 拿着装有乒乓球(神经递质)的容器(代表突触末梢)的人要确保自己的手远离浮球与容器撞击接触的位置,以免手部受伤。

实验步骤

步骤 1:用剪刀将细绳剪成 5 段 18 厘米长的绳子(图1)。

步骤 2:在每根细绳的一端系一个结。

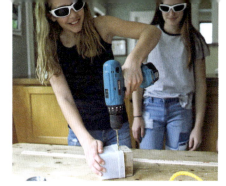
图2：在容器上钻孔。

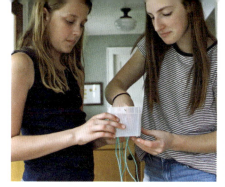
图3：将细绳穿过孔，在容器内侧打结。

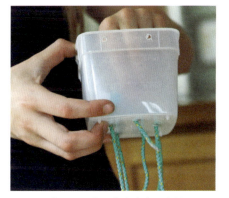
图4：下拉细绳，将绳结留在容器内侧。

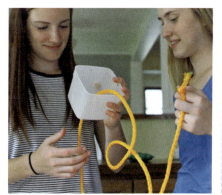
图5：将粗绳穿过容器底部的孔。

 科学揭秘

这个模型展现了神经元如何使用电信号在单个神经元内部进行传输，以及化学物质（神经递质）如何在不同神经元之间传递信息。细绳代表树突，连接在一起的两个容器是细胞体，粗绳是轴突，开口的第三个容器是突触末梢，乒乓球是神经递质分子的"小袋"（囊泡），浮球是电信号。

当神经元使用化学物质相互通信时，从一个神经元的突触末梢释放的神经递质漂浮穿过一个小间隙，然后附着到其他神经元上的特殊蛋白质（受体）上。包括突触末梢、间隙和受体在内的区域被称为突触。神经递质与受体的结合会增加或降低接收神经元发送电信号的可能性。

步骤 3：在两个塑料容器的边缘周围各钻 5 个小孔（图 2）。保证每个容器上的孔均在相同位置，以便之后将这些孔连接在一起。

步骤 4：在其中一个容器的底部钻 5 个孔。孔的大小要保证细绳能够穿过，但是也不能太大，需确保细绳打结后能被孔洞卡住。

步骤 5：将 5 根细绳穿过容器底部的孔（图 3）。将绳子拉到底，使绳结卡在容器内侧（图 4）。

步骤 6：取一根粗绳，在一端打结。

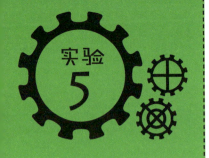

绳索神经元（续）

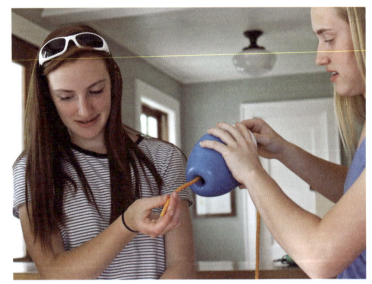

图6：把浮球串在粗绳上。

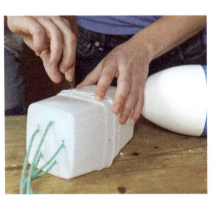

图7：用电线将2个容器连在一起。

步骤7：在另一个四周已打好孔的容器底部的中心处钻一个孔。

步骤8：将粗绳穿过这个孔（图5）。

步骤9：将浮球穿在粗绳上（图6）。

步骤10：取第三个塑料容器，在底部的中心处钻一个孔。

步骤11：在已穿过容器、浮球的粗绳上再打个结，然后穿过第三个容器底部的中心孔，确保粗绳的绳结留在容器内侧。

步骤12：用钢丝钳将电线剪成5厘米长。

步骤13：将之前两个塑料容器的边缘口上下对齐放好，使容器壁上打好的孔相互对应。

步骤14：用电线依次穿过两个容器壁上的孔，绑好封住两个容器，形成上下盖拢的盒状（图7）。

步骤15：将乒乓球放入开口的第三个容器中（图8）。

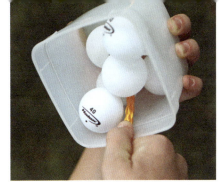

图8：将乒乓球放入开口的第三个容器中。

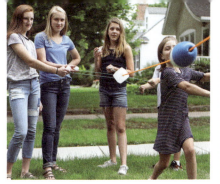

图9：将浮球沿着粗绳用力前推。

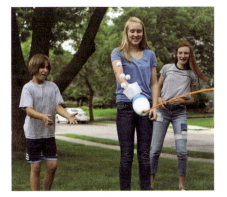

图10：观察容器内的乒乓球被撞飞。

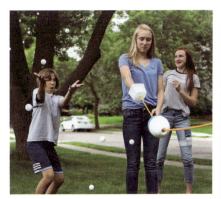

图11：尝试抓住飞散的乒乓球。

由几个人抓住容器上5根细绳的一端，另一个人拿着装有乒乓球的开口容器，还有一个人站在距离约1.5米的地方。另外还需一个人抓住位于密封容器边上的浮球。将整个模型的所有绳子拉直。

按以下方式使用这个模型：先向手拉细绳（树突）的人扔一些额外的乒乓球，这展示了神经递质如何从突触末梢释放并与树突的受体结合；当手拉细绳的人抓住几个乒乓球时，立即将浮球沿着粗绳（轴突）前推（图9），这展示了电信号如何通过轴突发出；浮球会以足够的力量撞击开口的容器（突触末梢），将容器内的乒乓球撞飞（图10）；站在开口容器对面的人尽量抓住尽可能多的乒乓球（图11）。

奇思妙想

多年来，科学家认为神经元只能释放一种化学神经递质。现在已知神经元可释放不止一种类型的化学神经递质。在这个实验中，可以使用不同颜色的乒乓球模拟神经元如何释放多种类型的神经递质。

化学神经递质的形状必须与受体分子的形状匹配。就像用钥匙开锁一样，神经递质必须匹配受体才能触发动作。受体与神经递质结合后触发的动作决定了电信号是否会沿轴突传递。有些药物会干扰这个结合过程。例如，一些药物会阻断受体，使化学物质无法附着到受体上。还有些药物可能会在神经递质到达受体之前改变它的化学结构，使其不再与受体匹配。

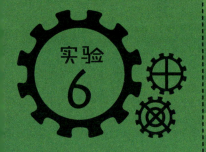

信号传递

实验 6

大脑事实

→ 轴突的直径范围为 0.2 ~ 20 微米。电信号在轴突内传播的速度与轴突直径成正比。轴突直径越长，信号传播越快。

→ 与触摸信号相比，疼痛和温度的信号在神经元内传递的速度更慢。

→ 有些蛇的毒液会阻止一个神经元的化学信号传输到另一个神经元的树突上。

神经元能够以每小时432公里的速度发送信号。试着和一群朋友一起来模拟神经元链是如何发送信号的。

实验用时
→ 30 分钟

实验材料
→ 每组至少 10 个人
→ 人手一份小物体（如鹅卵石或硬币）
→ 秒表

实验步骤

步骤 1：每个人都代表一个神经元。以一只手臂代表树突，以身体代表细胞体，以另一只手臂代表轴突，以手代表突触末梢。

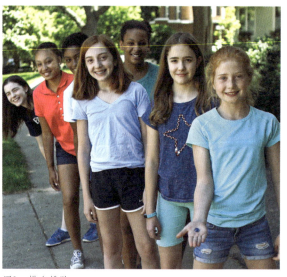

图1：横向排队。

步骤 2：以小物体代表神经递质。

步骤 3：横向排队，左右间隔大概一臂的距离（图1）。

步骤 4：每个人（神经元）都用同一侧的手拿着小物体（神经递质）（图2）。

步骤 5：有人说"开始"，站在队伍最前面的人将自己手中的小物体传到下一个人的手中（图3），同时启动计时器。

22　给孩子的脑科学实验室

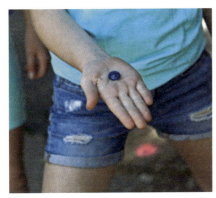
图2：每个人用同一侧的手握住1份小物体。

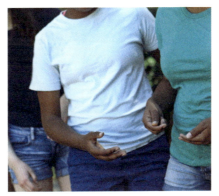
图3：将自己手中的小物体传递给下一个人。

步骤6： 当下一个人拿到上一个人传递过来的小物体时，将自己手中原有的小物体传递给下一个人。

步骤7： 继续在队伍中完成传递游戏。

步骤8： 当传递结束时，最后一个人说"已接收"。停止计时器，看看完成一轮"信息"传递需要多少时间。

步骤9： 记住，每个人一开始都有自己的小物体（神经递质）。在传递过程中，应该将自己手中的神经递质传给别人。这一传递动作结束后，每个人手中应该拿着从上一个人处拿到的新的神经递质。

科学揭秘

信息在神经系统中的传输是通过电子和化学信号进行的。在这个实验里，每个人都成为了一个神经元。为了传递信息，一个神经元在一个小空间内传递化学信号。当化学信号被下一个神经元的树突获取时，它产生了一个电信号并被传送到细胞体。通过细胞体，一个电信号（一个"动作电位"）沿着轴突传送到突触末梢。为了继续传输信号，突触末梢在另一个神经元的小区域内释放自己的神经递质。

这个实验中的模型显示了化学信号是如何在神经元之间的沟通中传递的，同时展示了电信号是如何在单个神经元内传递的。

奇思妙想

如果你知道信号传递开始与结束的位置和时间，就可以计算电信号的速度。要计算本实验中神经元之间信号传递的速度，可以使用尺子测量从第一个神经元到最后一个神经元的距离。如果知道信号传递完成的时间，就可以用"距离÷时间"的公式计算出实验中信号传递的速度。试着将实验中信号传递的速度与真实的神经元信号传递的速度进行比较。

单元 2

大 脑

在颅骨中惬意"休息"的大脑，却指挥着你的一切行动。大脑会通过感官接收信息，让你了解外部世界和身体内部发生的事情，以保持你的健康。你的大脑必须理解这些信息，并向肌肉、器官和腺体发送命令，采取应对行动。

你可能没有意识到大脑的许多活动，例如，大脑控制着你的心率和呼吸，但你从来无需担心心脏跳动或呼吸的问题。当然，大脑还可以帮助你完成复杂的活动，例如阅读、说话、计划和解决问题。尽管科学家们已经了解了大脑是如何支持人类完成这些复杂活动的，但他们仍然在不断地研究脑袋里这个仅1.4千克重的组织的未解谜团。

本单元的实验将帮助你了解大脑的结构。你将使用不同的材料构建大脑模型，显示大脑外部和内部的解剖结构。本单元的最后一个实验将向你展示戴头盔对保护大脑的重要性。请记住，保护大脑免受伤害比在大脑受损后修复要容易得多。

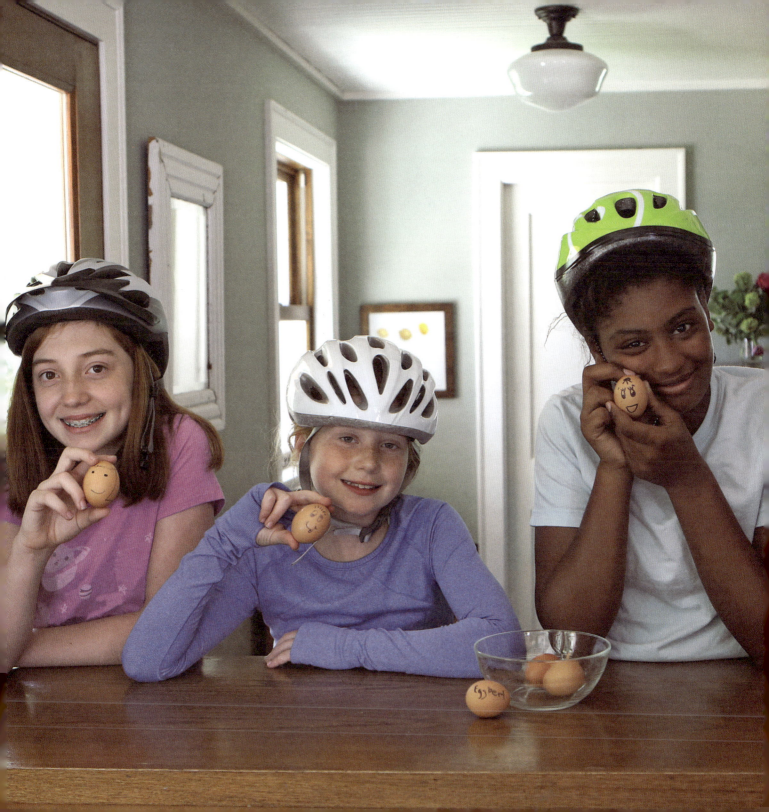

实验 7 思维帽

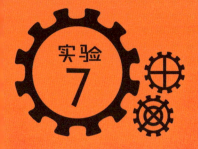

大脑事实

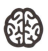

→ 大脑皮层由 41% 的额叶、22% 的颞叶、19% 的顶叶和 18% 的枕叶组成。

→ 大脑皮层的总表面积约为 2,090 平方厘米，大概是一整页报纸的大小。

→ 大脑皮层的厚度约为 2~6 毫米。

→ 人类的大脑皮层有 200 亿个神经元。

戴上一顶"思维帽"来展示你大脑的脑叶吧！

实验用时

→ 分 2 天完成，共计 3 小时

实验材料

→ 气球
→ 混凝粉糊。可以使用以下几种不同的配方制作：
  · 白胶和水（约 2 份胶水和 1 份水）
  · 白面粉、盐和水（约 1 份面粉和 1 份水，再加几勺盐）
  · 水淀粉和白面粉（约 2 份水淀粉和 1 份白面粉）
→ 搅拌碗
→ 剪刀
→ 报纸
→ 油漆
→ 油漆刷

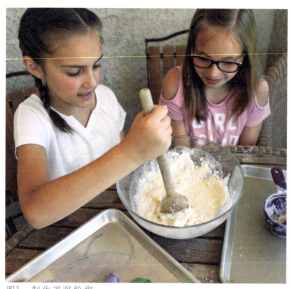

图1：制作混凝粉糊。

实验步骤

步骤 1：为气球充气，直至直径与头部大小相当。

步骤 2：将混凝粉糊混合在一个大碗中（图 1）。

步骤 3：将报纸剪成约 15 厘米长、2.5 厘米宽的长条状。

步骤 4：将报纸条浸在粉糊中，取出后除去上面多余的粉糊。

步骤 5：将浸泡后的报纸条贴在气球上（图 2），覆盖

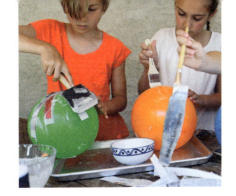

图2：将报纸条贴在气球上。

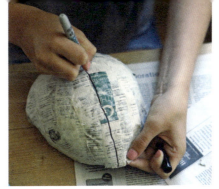

图3：在"帽子"上画出大脑分区。

气球的上半部分。多加几层报纸条以保证模型结构足够稳固。放置一夜，让模型干透。

步骤 6：轻轻地将报纸模型从气球上分离出来。如果需要，可以调整模型的边缘，用额外的报纸条和面糊加固帽子，以便更好地匹配你的头型。如果报纸条还没有干透，继续放置直至干透。

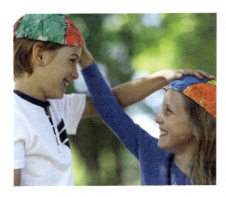

图4：给"帽子"涂色。

步骤 7：在模型上进行绘制（图3），并用不同颜色为"思维帽"涂色（图4），展示出脑叶的不同部分。如果你需要灵感，请参阅第29页的插图。

科学揭秘

大脑可以分为右侧和左侧，或右半球和左半球。每个半球外侧的纹路是由大脑皮质中的肿块（脑回）和凹槽（脑沟）产生的脑组织皱褶。大脑皮层的褶皱增加了可以适应颅骨体积的脑组织的量。像指纹一样，每个人大脑表面上的脑沟和脑回的模式都是不同的。

脑沟和脑回帮助人们确定了大脑半球的四个分区。顾名思义，额叶位于大脑前部，负责更高级的认知功能，例如推理和解决问题，另外，额叶的一部分还与运动和情绪行为相关。顶叶位于额叶后面，与皮肤接收的信息感知相关。额叶和顶叶的下方是颞叶，颞叶涉及听觉感知和记忆的形成。位于脑后部的是枕叶，负责与视觉相关的功能。

奇思妙想

你可以用双手勾勒出大脑里不同叶片的位置。要找到枕叶，先将手指互勾，然后将手放在头后，位于颈部上方的位置；要找到顶叶，将双手举到头顶即可；解开手指，将它们放在耳朵上，则可以找到颞叶；要找到额叶，只需将手掌放在额头上，用手指指向头顶。

实验 8 黏土大脑

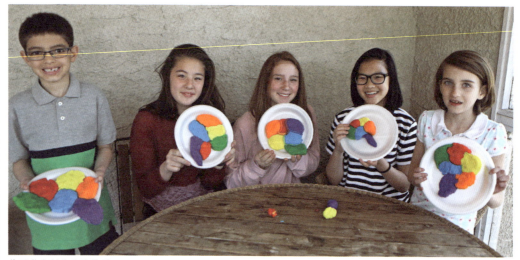

使用黏土制作大脑模型。

大脑事实

→ 小脑（cerebellum）来自拉丁语，意思是"小的大脑"。

→ 胼胝体由 200 ~ 2.5 亿个轴突组成，可在左右大脑半球之间传递信息。

→ 大脑的右侧控制和接收身体左侧的行动和信息；大脑的左侧控制和接收身体右侧的行动和信息。

实验用时

→ 30 分钟

实验材料

→ 6 种不同颜色的黏土

实验步骤

步骤 1：准备 6 种不同颜色的黏土（图 1）。不同种颜色的黏土代表大脑的不同部分。

步骤 2：将不同颜色的黏土捏成不同的形状，分别表示大脑的四个脑叶以及小脑和脑干（图 2）。

步骤 3：将不同的黏土造型压在一起，形成完整的一块（图 3）。适当调整大小和形状，使大脑各部分的比例正确。

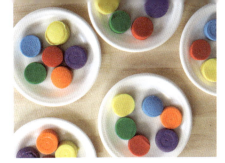
图1：准备6种不同颜色的黏土。

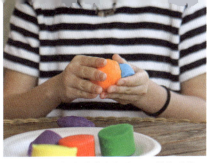
图2：将不同颜色的黏土捏成不一样的形状，分别代表大脑的四个脑叶以及小脑和脑干。

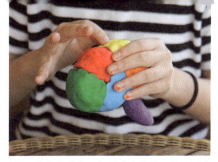
图3：将黏土拼在一起形成完整的一块。调整大小和形状。

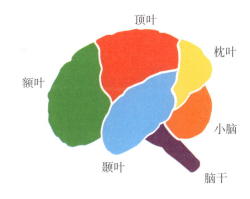

顶叶　枕叶　额叶　小脑　颞叶　脑干

科学揭秘

除了大脑皮层的四个脑叶外，大脑还包含小脑和脑干。

小脑隐藏在枕叶下，位于脑干上方。小脑对运动、平衡和姿势有着至关重要的影响。脑干由控制呼吸、唤醒、心率和血压的不同结构组成。从脊髓到大脑的所有信息以及从大脑到脊髓的所有信息都必须通过脑干来传递。

奇思妙想

在本实验中，你制作了只有一个半球的大脑模型。现在，试着制作一个拥有两个半球的大脑模型吧。大脑的某些结构无法从外部辨别，例如，丘脑、胼胝体和下丘脑都位于大脑内部的深处。制作一个大脑模型来展示出将大脑从中间分开后才会看到的那些其他结构。

你还可以使用其他什么材料来制作大脑模型呢？可以用可回收物品或食物来制作大脑模型吗？试着制作一个包含左右大脑的完整模型，并使用不同颜色的材料来表示不同的结构。

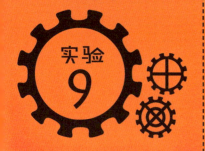

实验 9 大脑烘焙

大脑事实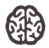

→ 人脑的平均宽度为 14 厘米，长 16.7 厘米，高 9.3 厘米。

→ 人类头骨的平均体积是 1,700 毫升，其中大脑体积为 1,400 毫升，血液为 150 毫升，脑脊液为 150 毫升。[1]

烘焙好的"大脑"可能看起来味道鲜美，但不要吃掉它们哦！

实验用时

→ 1 小时

实验材料

→ 烤箱
→ 2 杯半（270 克）面粉
→ 3 匙（50 克）盐
→ 搅拌碗
→ 勺子
→ 水（75 毫升）
→ 烤盘
→ 颜料
→ 油漆刷

安全提示

使用烤箱时要格外小心。烤盘和刚出炉的食物会很烫手。需要成年人在旁指导、协助！

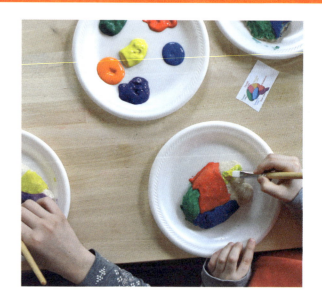

实验步骤

步骤 1： 将烤箱预热至摄氏 175℃。

步骤 2： 将面粉和盐倒入一个大碗中，用勺子搅拌至完全混合（图 1）。

步骤 3： 在面粉和盐中加入水，搅拌混合。如果面团太松散，可再加一点水（图 2）。

步骤 4： 将面粉撒在台面（或砧板）上。将面团做成球状，并在台面（或砧板）上揉搓（图 3）。

步骤 5： 当面团可以成型时，取一块揉成大脑的形状。将完成的"大脑"面团放在未刷油的烤盘里（图 4）。

---

[1] S. S. Rengachary, R. G. Ellenbogen. Principles of Neurosurgery [M]. Edinburgh: Elsevier Mosby, 2005.

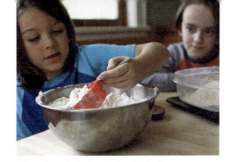
图1：在一个大碗里混合面粉和盐。

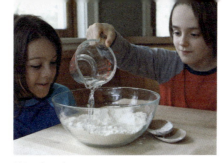
图2：加入水。

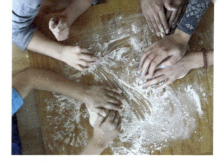
图3：揉搓面团。

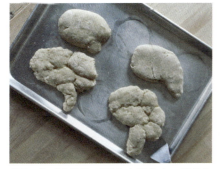
图4：将"大脑"面团放在烤盘上，再放入烤箱。

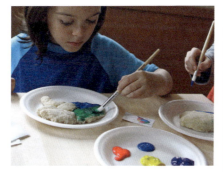
图5：在"大脑"上不同的脑叶位置涂上不同的颜色。

步骤6：将"大脑"放入烤箱烤10～15分钟。"大脑"可能会略微变为棕色，注意不要让它焦了。

步骤7：从烤箱中取出烤盘，让烤好的"大脑"冷却至室温。

步骤8：在"大脑"的不同脑叶位置涂上不同的颜色（图5）。

科学揭秘

当我们出生时，大脑重量不到400克。随着年龄增长，神经元之间形成新的连接，支持细胞（神经胶质细胞）继续分裂和繁殖。成年人的大脑重量约为1.4千克，约占体重总量的2%。你制作的大脑烘焙模型可能比真正的大脑模型要小得多。

奇思妙想

你可以使用相同的配方——面粉、盐和水来制作神经元烘焙。请牢记：神经元模型中要包括树突、细胞体、轴突和突触末梢。烘焙出的大脑和神经元模型都可以当作特别的装饰品。在面团送入烤箱之前，可以在大脑和神经元模型上留一个小洞，当模型冷却并上色后，可以用一根绳子（或线）穿进洞里，将你的新作品挂起来。

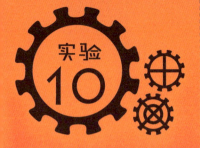

实验 10 溅水实验

大脑事实

→ 脑脊液（CSF）由称为脉络丛的结构产生。

→ 人脑中的脑脊液总量为 125～150 毫升。

→ 脑脊液的平均日产生量为 400～500 毫升。

这个实验将制作一个模型，展示大脑是如何被一层流质液体保护着的。

实验用时

→ 30 分钟

实验材料

→ 2 个带壳的生鸡蛋
→ 2 个带盖的塑料容器
→ 水（水量足以装满一个容器）
→ 报纸

安全提示

清理摔坏的鸡蛋后要记得洗手。

实验步骤

步骤 1：在每个容器里都放入一个生鸡蛋。

步骤 2：往一个容器中加水（图 1）。让另一个容器空着。

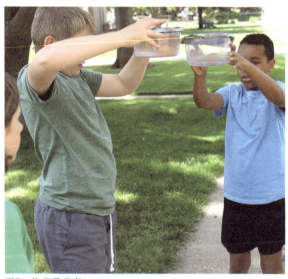

图2：将容器举高。

步骤 3：将容器盖上盖子并密封。

步骤 4：在地上铺上报纸，这将使之后的清理更为简单方便。

步骤 5：将没有水的容器举高于报纸上方（图 2），然后松手使它掉落（图 3）。

步骤 6：再将装有水的容器同样举高，再松手使其掉落。

步骤 7：捡回并打开容器，检查内部的生鸡蛋是否受损（图 4）。

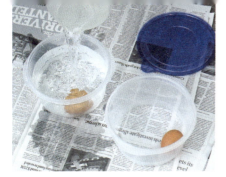 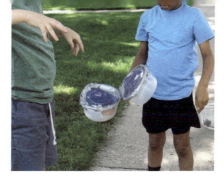 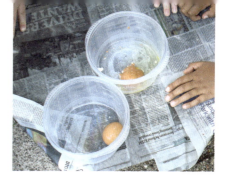

图1：往其中一个容器内加水。　　图3：松手，让容器从高处掉落。　　图4：检查容器内的生鸡蛋。

 奇思妙想

如果脑脊液吸收发生障碍，循环受阻或分泌过多，其在大脑中的流动就会产生异常，这可能导致脑脊液积聚和心室内压力增加。这种情况称为脑积水，在美国有大约一百万人受此影响。

脑积水的症状包括头部过大、头痛、恶心、运动和视力问题、癫痫和注意力不集中。虽然没有彻底治愈脑积水的方法，但最常见的治疗方法是在大脑中放入一个分流器，将脑脊液引导到体内可被吸收的其他地方。另外一种治疗方法是进行脑外科手术，在脑中形成通路，以便促进脑脊液流动循环，或干预脉络丛以减缓脑脊液的分泌产生。

 科学揭秘

大脑（和脊髓）被一层薄薄的液体包围着，叫做脑脊液（CSF）。脑脊液通过一系列被称为心室的空间在脑内循环。

这个实验展示了脑脊液如何保护大脑免受伤害。塑料容器代表头骨，水代表脑脊液，鸡蛋代表大脑。没有水的容器中的鸡蛋很可能在掉落时破裂或损坏，而装有水的容器中的鸡蛋则没有损坏。这表明如果头骨被硬物击中，脑脊液可以起到缓冲作用从而保护大脑。除了保护大脑免受撞击外，脑脊液还可以让大脑漂浮在颅骨部内，缓冲大脑底部的压力。脑脊液还有助于清除大脑中的有害化学物质，并在整个大脑中传输激素。

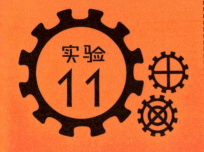

实验 11 大脑保护装置

大脑事实

→ 1986 年，美国加州成为美国境内第一个通过"骑自行车必须配戴头盔"法律的州。

→ 2015 年，美国有 817 人在骑自行车时由于与机动车辆相撞而丧命。

→ 最好每 3 ~ 5 年更换一次自行车头盔。如果头盔损坏，建议购买全新的头盔，不要购买二手头盔。

设计并测试保护装置来保护大脑模型。

实验用时
→ 1 小时

实验材料
→ 2 个带壳的生鸡蛋
→ 2 个大塑料容器（如干净的酸奶盒）
→ 胶带
→ 可回收的减震材料（如泡沫填充物和泡沫包装膜）
→ 报纸

实验步骤

步骤 1：将一个生鸡蛋放入一个空容器中，盖上盖子，用胶带密封（图 1）。

步骤 2：将可回收的减震材料装入第二个容器中。

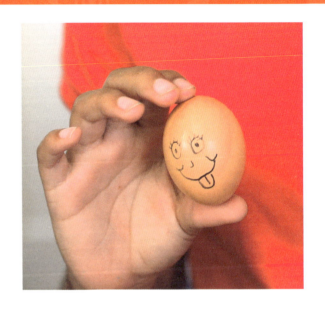

步骤 3：将第二个生鸡蛋放入包装好的容器中（图 2）。

步骤 4：继续在鸡蛋周围包裹减震材料。

步骤 5：盖上盖子，用胶带密封第二个容器。

步骤 6：在地上铺开报纸。

步骤 7：高举容器，让它们从空中掉落在报纸上（图 3）。

步骤 8：打开容器，检查容器内的鸡蛋是否被保护完好。

步骤 9：比较 2 个鸡蛋受损的程度（图 4）。

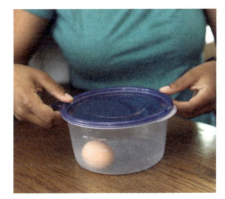

图1：将一个生鸡蛋放入容器中。

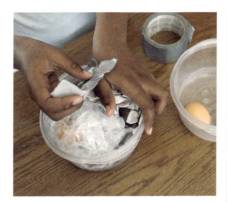

图2：将第二个生鸡蛋放入装了填充材料的另一个容器中。

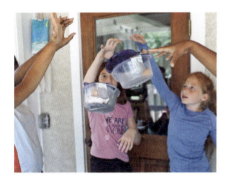

图3：让容器从空中掉落到报纸上。

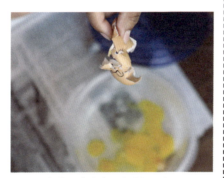

图4：比较容器内生鸡蛋的受损程度。

奇思妙想

如何使头盔起到作用，怎样能改进头盔的设计和测试？想想在本实验中用于制作保护装置的材料。你会如何调整以便让装置更有效？如果要设计一个更大的头盔并测试它是否有能力保护人们的头部，你会如何做？在设计实验时记住：人体头部（包括大脑）重3.5~5.5千克，体积约为4升。

科学揭秘

在本实验中，你测试了大脑保护装置的有效性。这个装置是用容器和减震材料制成的，蛋壳代表头骨，蛋黄和蛋白代表大脑。你的装置有没有完美地保护"大脑"，还是仍旧出现了一些损伤呢？现实生活中，头盔可以显著降低自行车、滑板、滑雪或滑冰事故中的脑损伤风险。

自行车头盔有三个主要部分：外壳、内衬和带子。外壳通常是一层薄薄的塑料层，与内衬相连结。构成内衬的泡沫层是头盔中最重要的部分，因为它能有效地缓冲撞击时对头部产生的冲击力。肩带和带扣将头盔固定在人们头部的正确位置。一般进行头盔的安全测试时，会在一定距离内让它掉落并进行撞击。如果头盔在一定加速度范围内均没问题，则代表通过测试。

为了最大限度地提高安全性，应该正确地佩戴头盔，并确保即使头部四处移动，头盔依然能保持原位。可以使用泡沫垫或配件环来调节头盔，以便头盔带能紧紧地系好并紧贴下巴。

单元 3

反 射

反射是机体对外部刺激快速、自然的反应动作,用以保护机体免受伤害或保持一定的姿势和位置。这些不自主的行为是对环境中某些事物的反应,不需要任何有意识的思考或决策。例如,如果你的手指触摸到尖锐或热的东西,你会在自己意识到危险之前就将手移开、远离物体。发生在颈部以下的反射甚至不需要大脑参与。例如,负责脊髓反射的神经元的通路就停留在脊髓中。

在体检中,医生经常会测试一个人的反射情况,以确保他的神经和肌肉运行正常。反射的强度可以帮助医生判断神经系统的哪部分受到了损害。在本单元的实验中,你将测试不同类型的反射。当然,如果看到的反应与在医院体检时的情况有所不同,也请不要担心。

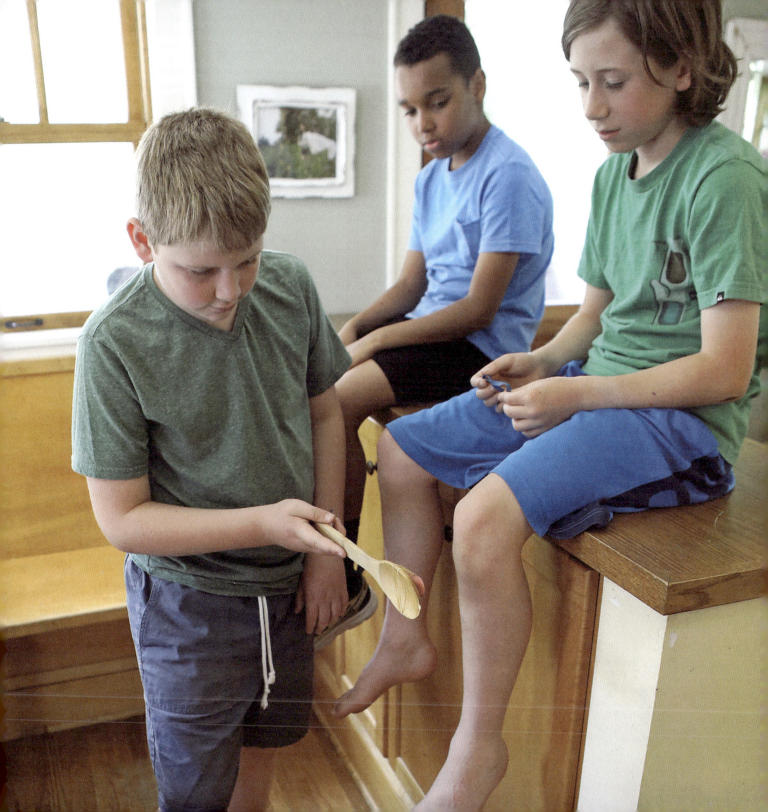

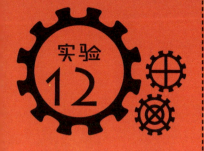

实验 12 瞳孔反射

大脑事实

→ 在明亮的光线下，瞳孔的直径范围为 2~4 毫米。

→ 在黑暗中，瞳孔的直径范围为 4~8 毫米。

→ 人类瞳孔为圆形，但其他动物的瞳孔形状则各异。例如，马的瞳孔是横条状，而墨鱼瞳孔的形状像"W"。

用你的眼睛观察他人的眼睛对光的反应吧！

实验用时
→ 15 分钟

实验材料
→ 手电筒

安全提示
来自手电筒的光线应快速地扫过测试对象的眼睛。不要让光线长时间地照射到眼睛里。

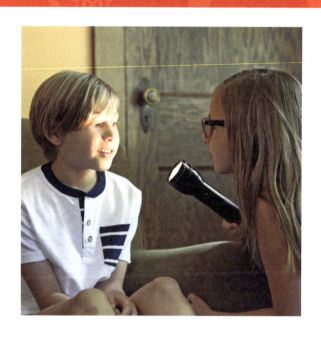

实验步骤

步骤 1：将房间里的光线调暗。

步骤 2：让测试对象坐在昏暗的房间里约 5 分钟。

步骤 3：观察测试对象的眼睛（图 1），并记录他瞳孔的大小（眼睛中间的黑色中心圆点）。

步骤 4：将手电筒快速地扫过测试对象的眼睛，观察其瞳孔发生的变化（图 2）。

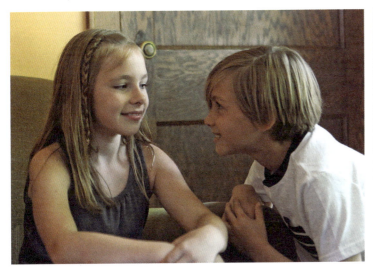

图1：观察测试对象的眼睛，记录其瞳孔大小。

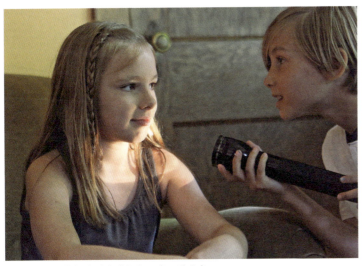

图2：将手电筒扫过测试对象的眼睛，再观察。

 科学揭秘

当房间里的光线昏暗时，人的瞳孔会放大。这使得更多的光进入眼睛，让人们可以看见。当手电筒的光线穿过瞳孔时，瞳孔会自动变小，因为强光可能会损伤眼睛。瞳孔的自动闭合称为瞳孔反射。

 奇思妙想

实验显示，进入一侧眼睛的光线会使该侧的瞳孔变小。测试光线进入一侧眼睛时，另一侧眼睛的瞳孔也会变化。例如，将光线照射到左眼并观察右眼瞳孔的大小是否发生变化，会发现右侧的瞳孔同样会变小。这种反应称为双侧瞳孔光反射。之所以两个瞳孔都会改变大小，因为来自一只眼睛对光的反应信息会传到大脑的两侧，而大脑发出的信号会返回传送到控制眼睛瞳孔大小的肌肉上。

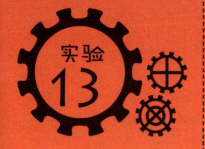

膝跳反射

大脑事实

→ 膝跳反射中，从敲击到踢腿只需要约 50 毫秒（0.05 秒）。

→ 第一个反射锤（扣诊锤）是由麦迪森·泰勒（J.Madison Taylor）于 1888 年在费城骨科医院发明的。[2]

医生在给你做检查时是否曾敲过你的膝盖？在这个实验中，你将成为"医生"并测试其他人的膝跳反射。

实验用时

→ 20 分钟

实验材料

→ 大橡皮擦
→ 大号搅拌勺
→ 橡皮筋

实验步骤

步骤 1：用橡皮筋把橡皮擦固定在勺子上，制作反射锤（图 1）。

步骤 2：让测试对象坐在椅子上，以便他们的腿可以自然悬空。

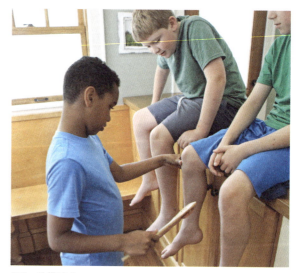

图2：触摸膝盖。

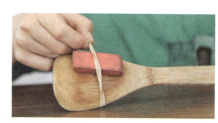

图1：制作反射锤。

2　D. J. Lanska. The History of Reflex Hammers［J］, Neurology 39(1989)：1542–1549.

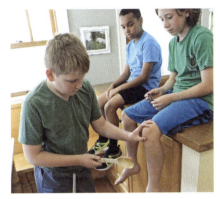
图3：确认软点部位的位置。

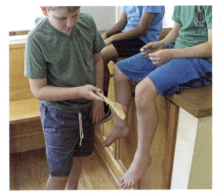
图4：敲击测试对象膝盖下方的软点。

步骤 3：触摸测试对象膝盖骨下方的膝盖（图2）。确认软点部位的位置（图3）。

步骤 4：用反射锤敲击测试对象膝盖下方的软点（图4），观察其腿部的反应。

科学揭秘

膝跳反射被称为单突触反射，因为在完成反射所需的神经通路中只包含一个突触。敲击膝盖以下的软点部位会使大腿肌肉伸展，然后将信息发送到脊髓。脊髓腹角的一个突触接收到信号后，又将信息送回大腿肌肉，从而引起肌肉收缩。

医生检查患者的膝跳反射，是为了测试神经、肌肉和大脑是否有问题。由于神经将感觉信息从肌肉传递到脊髓，或脊髓神经命令肌肉运动，因此，膝跳反射弱或无反射可能表明腿部肌肉出现问题。如果在敲击膝盖后腿部继续前后运动，那么患者的小脑可能存在问题。

奇思妙想

因为膝跳反射的通路仅涉及神经和脊髓，所以大脑并不参与其中。然而，如果有人想要阻止腿部的运动，大脑仍然可以影响膝跳反射。例如，如果收紧大腿肌肉，膝跳反射的幅度可能会变小。为了防止对反射的有意识控制，请尝试使用延德劳希克手法。即先让测试对象双手互扣，敲击膝盖时，让他们用力向上拉。试着比较执行延德劳希克手法前中后的膝跳反射效果。一般来说，使用该种手法会引起更强的膝跳反射。

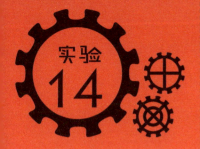

实验 14

你能抓住它吗?

尝试抓住一把下落的尺子,来测试你的视觉反应吧!

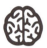 **大脑事实**

→ 尺神经、桡神经和正中神经是手部的主要神经。

→ 人的手部有27块骨头。

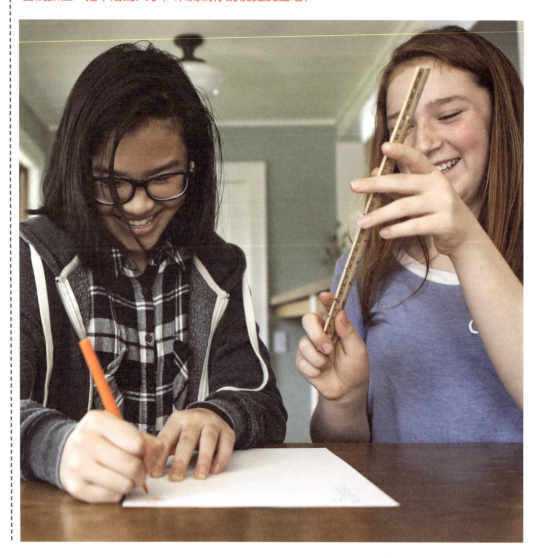

给孩子的脑科学实验室

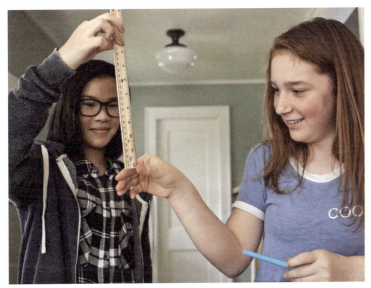

图1：握住尺子顶端，让它的底端位于测试对象的拇指和食指之间。告诉测试对象，你将在5秒内放开尺子。

⏰ 实验用时

→ 45分钟

✏️ 实验材料

→ 直尺
→ 纸
→ 铅笔（或钢笔）

📝 实验步骤

步骤1： 抓住尺子的一端（刻度大的一端）并让它垂直向下，让尺子的底端正好位于测试对象的拇指和食指之间。测试对象的手不能碰到尺子（图1）。

 奇思妙想

这个实验可以测试视觉反应的时间。当测试对象看到掉落的尺子时，他们必须有意识地做出决定并抓住它。你还可以使用相同的实验设计测试听觉（听力）和触觉（触摸）反应时间。测试听觉反应时间时，先请测试对象闭上眼睛，当你放开尺子时，你必须说"放手"，当你的测试对象听到"放手"这个词时，他们必须努力抓住尺子。而测试触觉反应时间时，请测试对象再次闭上眼睛，这次当你放开尺子时，轻轻敲击测试对象的脚，当测试对象感觉到脚部的敲击时，他们必须努力抓住掉落的尺子。比较视觉、听觉和触觉测试的反应时间，并试着解释实验结果。

还可以在光线昏暗的房间里进行这个实验，并将实验结果与在光线亮的房间中获得的结果进行比较。如果反应时间有差异，你会如何解释结果？测试不同的人群来确定谁的反应时间最短。你可以比较男孩和女孩或儿童和成人的反应时间。你还可以尝试延长开始和放手之间的时间。例如，你可以告诉测试对象你将在10秒内而不是5秒内放下尺子。间隔时间的延长可能会影响测试对象预测尺子落下的时间。

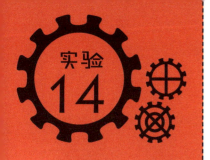

你能抓住它吗？（续）

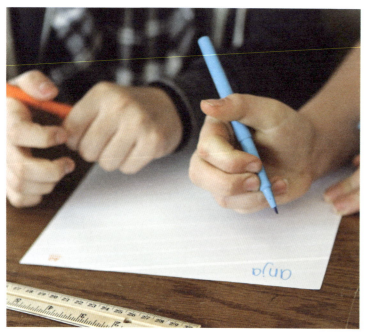

图2：放开尺子，记录测试对象抓住尺子位置的刻度（厘米）。

步骤 2： 告诉测试对象，你将在 5 秒内放开尺子，他们必须抓住尺子（图 2）。

步骤 3： 放开尺子，然后记录测试对象抓住尺子位置的刻度数（厘米）（图 3）。

步骤 4： 使用第 45 页的图表或公式，将此距离转换为反应实验的用时。

步骤 5： 改变放开尺子的间隔等待时间，重复测试 4～5 次。防止被试猜测尺子掉落的时间。

步骤 6： 计算每个测试对象的平均反应用时。请参见第 45 页的数据记录示例。

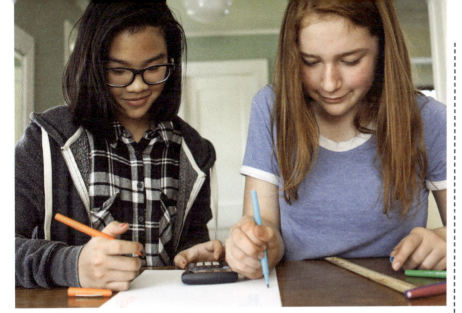

图3：计算每个测试对象的平均反应时间。

 科学揭秘

这个实验不仅涉及反射，因为它需要有意识地思考。为了抓住尺子，测试对象必须做出有意识的决定，移动手并用手抓住下落的尺子。这个实验测量出了视觉信息（尺子的运动）从眼睛到大脑所需要的反应时间。大脑必须处理这些信息，并向手臂、手和手指的肌肉发送运动命令（"抓住那把掉落的尺子"）。如果一切顺利，测试对象就能抓住尺子。

距离转换表

距离	实验用时	距离	实验用时
5厘米	.10 秒	10厘米	.14 秒
15厘米	.17 秒	20厘米	.20 秒
25厘米	.23 秒	30厘米	.25 秒
35厘米	.27 秒	40厘米	.29 秒
45厘米	.30 秒	50厘米	.32 秒
55厘米	.34 秒	60厘米	.35 秒
65厘米	.36 秒	70厘米	.38 秒
75厘米	.39 秒	80厘米	.40 秒

使用右边的公式可以更准确地计算反应时间，其中 t = 时间（以秒为单位），y = 距离（以厘米为单位），g = 9.8 米/秒²（重力加速度）。

$$t = \sqrt{\frac{2y}{g}}$$

单元 4

味 觉

　　味觉与嗅觉是两种可以感受环境中化学刺激的感官。味觉依赖于嗅觉。例如，举起叉子或玻璃杯时，食物或饮料中的小分子会进入到鼻子里的感受器上。味觉感受器可以感知放入口中的食物和饮料中的化学刺激。食物的味道可以帮助你判断食物的好坏。它可以让你享用新鲜出炉的饼干，也可以警告你不要喝下变质的牛奶。

　　人的舌头上有数百个小凸起，被称为味蕾。每个味蕾含有50~150个味受体细胞。这些细胞可以对五种基本味道作出反应：甜味、酸味、咸味、苦味和鲜味，并向大脑提供这些信息。有些人可能喜欢吃辛辣食物，而有些人可能喜欢味道更温和的食物，或者甘甜鲜美的点心。

　　人们对食物有好恶之分和程度上的区别，因为大脑对这些信号作出了不同的反应。味觉信息同时通过面部神经和舌咽神经从味受体细胞传送到大脑。这些神经接收并发送来自舌头以及脸颊和腭受体细胞的信息。本单元的实验将探讨味觉和嗅觉之间的关系，以及味蕾如何对某些食物和饮料的特色的质地和颜色作出反应。

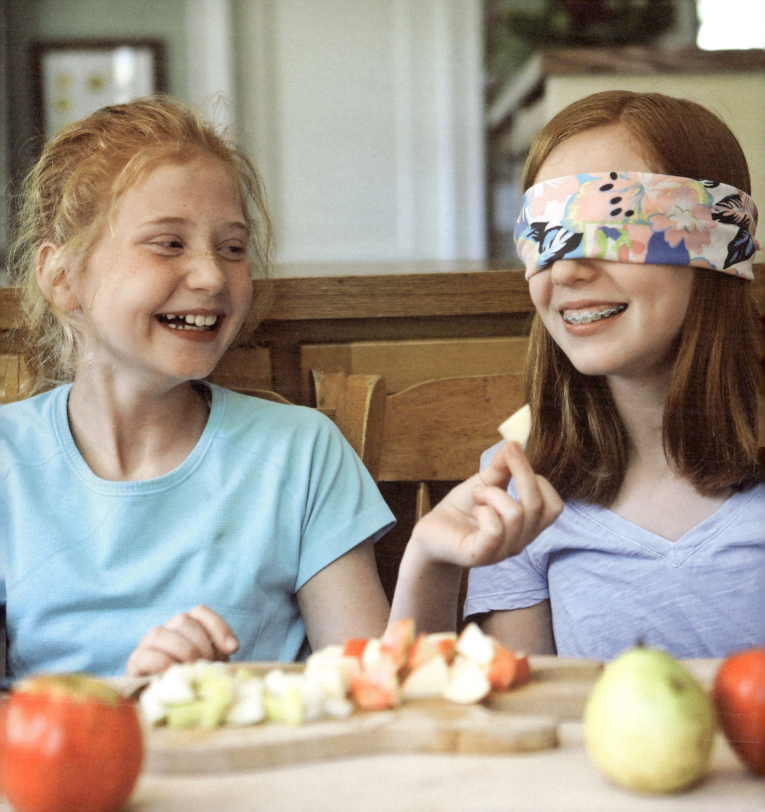

实验 15 没鼻子

大脑事实

→ 来自舌头的味觉信号通过两个神经发送到大脑：面神经（舌头的前三分之二）和舌咽神经（舌头的后三分之一）。

→ 由舌下神经控制舌头的运动。

→ 含有激活鲜味受体的化学物质的食物包括酱油、帕玛森芝士和蘑菇。

一起研究嗅觉对味觉的重要性吧！

实验用时
→ 15分钟

实验材料
→ 刀
→ 苹果和梨
→ 眼罩

安全提示
→ 小心食物过敏。
→ 在切水果之前，先清洗水果、刀具和手。
→ 在成年人的指导、协助下使用刀具。

实验步骤

步骤1：用刀将苹果和梨切成20小块（10块苹果，10块梨）（图1）。

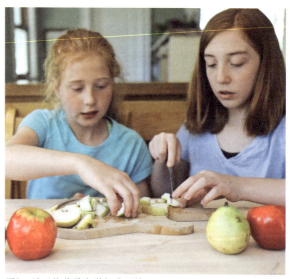

图1：用刀将苹果和梨切成20块。

步骤2：给测试对象戴上眼罩。

步骤3：给测试对象1份水果，让他们品尝（图2）。

步骤4：询问测试对象，品尝的食物是苹果还是梨。

步骤5：记录答案正确与否。

步骤6：重复实验，让测试对象尝完5块苹果和5块梨。

步骤7：现在要求测试对象捏住鼻子并通过嘴巴呼吸（图3）。

48 给孩子的脑科学实验室

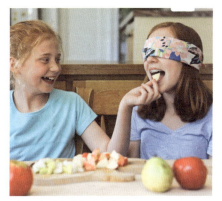

图2：让测试对象品尝水果。

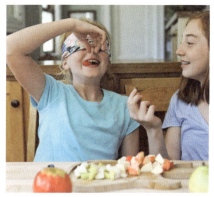

图3：让测试对象捏住鼻子后再来品尝水果。

步骤 8：用剩余的苹果和梨继续重复实验。

步骤 9：记录测试对象是否能正确地识别出苹果和梨。

步骤 10：比较两次实验的结果。

 ## 科学揭秘

舌头上覆盖着叫做味蕾的小凸起。在每个味蕾中有 50～150 个受体细胞，它们对以下五种基本味道最为敏感：甜味、酸味、咸味、苦味和鲜味。这些受体细胞均可对五种基本味道作出反应，但对某种特定味道最为敏感。所有受体细胞的反应为大脑提供了有关味觉的信息。

味觉高度依赖于嗅觉。当你将食物放入口中时，食物中的小分子会传送到鼻子中的特殊受体上。在这些分子进入鼻子后，它们被溶解在粘液中，因此可以附着在受体上。当化学分子与受体结合时，受体通过神经将电信号发送到大脑。当你的鼻子闭上时，鼻子中通往受体的气流就会被堵塞。因此，没有关于气味的信息以帮助识别食物，食物的味道就会减弱。这就是当你感冒鼻塞时感觉食物味道不好的原因。

 ## 奇思妙想

通过使用两种以上不同的食物来增加实验难度。例如，你可以使用不同口味的婴儿食品或果冻软糖。确保测试食物的质地相同，这样测试对象不会由此获得额外的信息。你还可以在透明液体中加入盐、糖或柠檬汁来进行实验，比较鼻子在打开和关闭的状态下品尝这些液体而感知差异的能力。

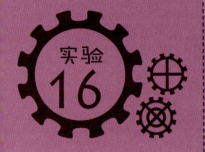

实验 16

视觉盛宴

一起探索视觉是如何影响你对味觉的感知的吧!

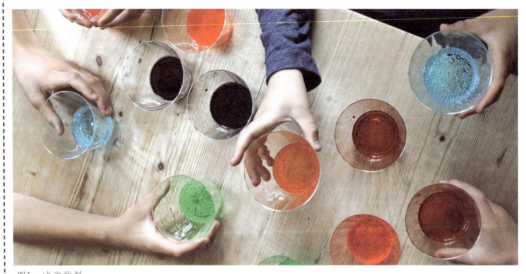

图1:冲泡饮料。

大脑事实

→ 不仅在舌头上,在脸颊和上颚上也有味蕾。

→ 蝴蝶的脚上具有检测化学物质的接收器。换句话说,它们用脚"品尝"。

→ 蚯蚓全身都覆盖着化学接收器。

实验用时

→ 1小时

实验材料

→ 4种不同的饮料冲剂粉末,每种都有不同的颜色
→ 量杯
→ 水
→ 透明杯子
→ 食用色素(与粉末饮料的颜色相同)

实验步骤

步骤1:根据包装上的说明冲泡每种饮料(图1)。

步骤2:将冲泡出的不同颜色的饮料倒入不同的透明杯中(图2),每份约60毫升。

步骤3:将60毫升清水倒入另一个透明杯中。

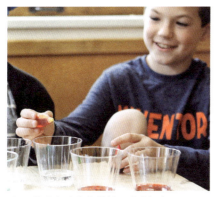

图2：将冲泡后的饮料倒入透明杯中。

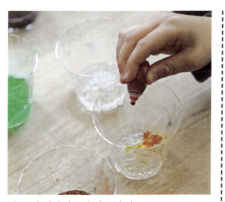

图3：在清水中添加食用色素。

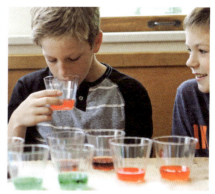

图4：要求测试对象品尝杯中的饮料并说出味道。

步骤4：在水中加入几滴食用色素（图3）。

步骤5：让测试对象品尝每个杯子中的饮料以及加了色素的水，然后说出品尝到的味道（图4）。

 奇思妙想

如果测试对象都没有被无味的有色饮料（加了食用色素的清水）所欺骗，可以稀释调味饮料（用粉末冲剂冲泡出的饮料）后再次实验。稀释过的饮料味道较淡，可能有助于改变无味饮料的感觉。

食品和饮料公司会花费数百万美元来研究食物的颜色如何影响它的味道。这些公司希望了解消费者如何看待他们的产品，并且他们一直在寻找使产品更能吸引消费者的方法。如果改变食品或饮料的颜色可以提升产品销量，那么公司毫无疑问会这么做。

人们喜欢吃他们所期望颜色的食物。随着时间的推移，人们了解到特定的食物应该是特定的颜色。查看食品包装上的标签，看看有哪些人工色素被添加到不同的产品中。

 科学揭秘

是否有人被有色、无味的饮料所欺骗？有些人可能会说，没有味道的饮料尝起来像其他某种饮料。科学家们对这种类型的实验很感兴趣，因为它展示了视觉如何与味觉和嗅觉相互作用。当人们熟悉某些颜色和味道的组合时，他们会期望特定颜色的食物具有特定的味道。然而，学习可以改变我们的这种看法。

实验 17

湿润或干燥

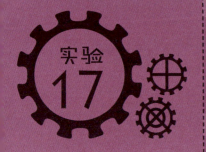

用这个实验了解你是否可以用干燥的舌头品尝食物吧！

大脑事实

→ 人类有大约 10,000 个味蕾。

→ 味觉缺失指无法品尝任何东西；味觉减退是对味道的感知减退；味觉过敏是味觉能力的异常增强。

→ 长颈鹿的舌长约为 74 厘米。

→ 味蕾每两周更新一次。

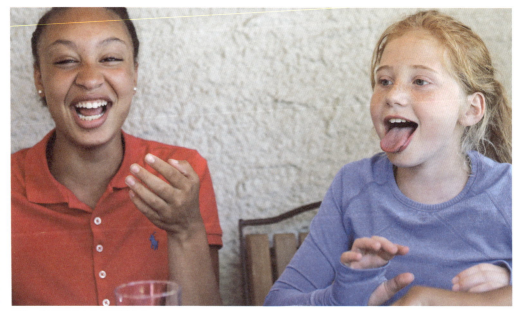

图3：尝试通过味觉来识别食物。

实验用时

→ 15 分钟

实验材料

→ 食物（如糖、盐和薄脆饼干）

→ 用于清洁的纸巾

→ 水（用于在两次测试之间冲洗口腔）

实验步骤

步骤 1：用干净的纸巾擦干舌头（图1）。

步骤 2：在舌头上放少量食物（图2）。

步骤 3：尝试仅通过味觉来识别食物（图3）。

步骤 4：用水漱口，然后再擦干舌头。

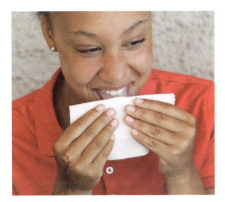

图1：用纸巾擦干舌头。

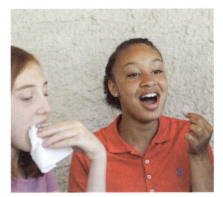

图2：把食物放在舌头上。

科学揭秘

当你的舌头干燥时，食物就不会有很多味道。你可能无法品尝出食物的味道，因为食物中的化学物质必须溶解才能刺激受体。擦干舌头后，能够溶解化学物质的唾液就被除去了。当舌头湿润时，食物中的化学物质才得以溶解并可以附着到味觉受体上。

步骤 5：尝试不同的食物。

步骤 6：重复测试，但保持舌头湿润（图4）。

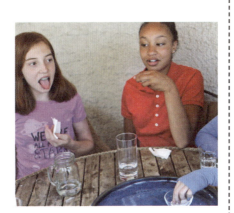

图4：用不同的食物进行实验。

奇思妙想

许多书籍和网站都有味觉分布的图片，显示感知咸味、甜味、酸味和苦味的位置。可以通过在舌头上涂抹含咸味、甜味、酸味和苦味的液体或食物，测试味觉图的准确性。比较你品尝这些味道的位置与味觉图上显示的位置差异。当发现你的味觉图与在书中看到的不同时，你可能会感到惊讶，其实教科书中出现的经典的味觉图是错误的，因为所有味道的感受器都可以在舌头的任何一个部位找到。

单元 5

嗅 觉

嗅觉，是可以感知环境中化学物质的另一种感知觉。当化学物质在空中漂浮并进入鼻子时，嗅觉就能够感知到它们。像味觉一样，嗅觉可以让你享受美味，也可以提醒你避免不安全的食物、饮料和环境。嗅觉可以让你享受新鲜出炉的饼干的香气，或通过烟雾的味道来提醒你火灾的发生。一些气味可能触发记忆，帮助你回忆起过去的人和地方。

当环境中的化学物质进入鼻子时，它们会溶解在嗅觉上皮神经的一层粘液中，这是鼻子上的一层膜。捏住鼻子时，鼻子里的感受器的气流就被堵住了，这就是无法闻到任何味道的原因。化学物质溶解后，化学物质会附着在嗅觉上皮的毛细胞或受体上，这些细胞或受体与轴突相连。轴突将电信号发送到嗅球，嗅球将信号发送到大脑。本单元中的实验将探讨嗅觉是如何起作用的，以及味觉和嗅觉如何协同工作以帮助大脑形成物体的完整画面、使我们更加了解物体。

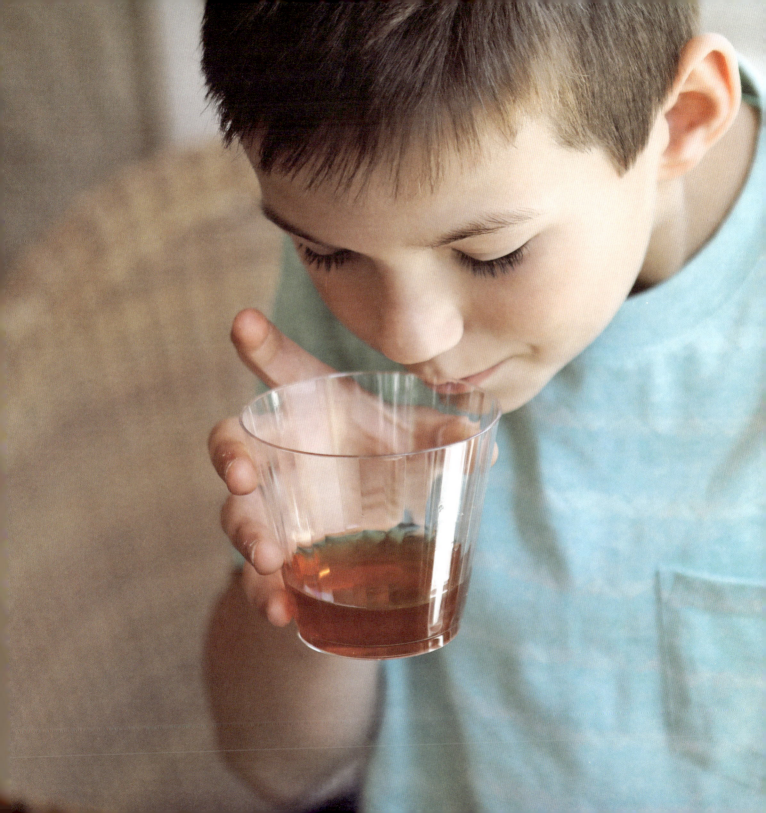

实验 18 谁负责嗅觉?

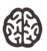

大脑事实

→ 人类大约有 4 千万个嗅觉受体;德国牧羊犬大约有 20 亿个嗅觉受体。

→ 人若失去嗅觉就是患有嗅觉障碍,这种症状被称为嗅觉缺失。

→ 当空气中青椒的浓度仅达到 0.5 万亿分之一时,它的气味就能被发现。

人类可以区分成千上万种不同的气味。在本实验中,你将探究嗅觉的敏感性。

实验用时

→ 30 分钟

实验材料

→ 香水(或古龙水)
→ 容器(例如用过的酸奶杯)
→ 量杯
→ 水
→ 记号笔
→ 实验日志

实验步骤

步骤 1:在容器中加入 1 滴香水(或古龙水)(图 1)。

步骤 2:向容器中加入约 180 毫升水(图 2)。

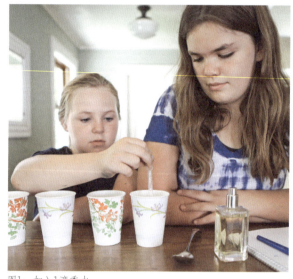

图1:加入1滴香水。

步骤 3:在容器底部标上记号。在实验日志上记下这个记号和滴入容器中的香水的量。

步骤 4:在另一个容器中加入 3 滴香水和约 180 毫升水。同样在容器底部标上记号,并记录滴入香水的量。

步骤 5:添加更多滴香水,继续制作不同的溶液,但确保加入的水量始终相同。制作至少 5 种不同的溶液。记得在每个容器底部标好记号,并在实验日志上记录"代码"。

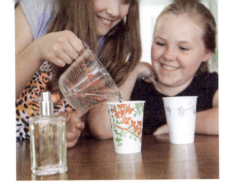

图2：往香水里加水。

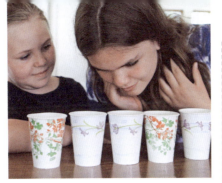

图3：闻气味并将容器排序。

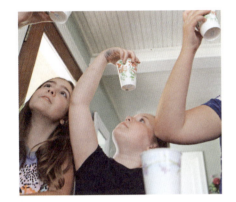

图4：核对记号。

步骤 6．所有溶液准备就绪后，就可以开始实验了。将容器放在测试对象面前，要求他们将溶液按气味最弱到最强烈的顺序进行排序（图3）。

步骤 7．在测试对象完成溶液排序后，查看每个容器底部的记号，看看他们的排序是否正确（图4）。

 科学揭秘

嗅觉要求漂浮在空气中的化学物质进入鼻子。为了检测这些化学物质，它们必须溶解在鼻子膜上的一层粘液中，它被称为嗅觉上皮细胞。溶解后，化学物质附着在嗅觉上皮的受体（毛细胞）上。受体连接到轴突，轴突将电信号发送到嗅球。信息从嗅球发送到几个大脑区域，包括嗅觉皮层、海马、杏仁核和下丘脑，帮助我们理解信号的含义。

 奇思妙想

核对记录的数据，看看测试对象能否正确地排列不同的溶液。如果溶液的排列顺序是不正确的，检查测试对象是不是在同样的地方犯错误。同时，看看测试对象在重复排序的过程中是否遇到其他的麻烦。如果给予测试对象更多时间用于闻溶液，嗅觉的能力是会变好或是变差呢？ 如果测试内容对于测试对象来说太难了，可以向相邻的容器中添加更多滴香水（或古龙水），来使不同溶液间的味道差异更大。

实验 19 香味刮刮卡

你可能看到过杂志中附送的香味刮刮卡。现在自己动手制作吧！

🧠 大脑事实

→ 天然气通常是无味的。硫醇是一种化学物质，它会让天然气带有臭鸡蛋气味，因此人们能很容易地发现天然气是否泄漏。

→ 化学合成的正丁硫醇是臭鼬喷雾产生臭味的原因。

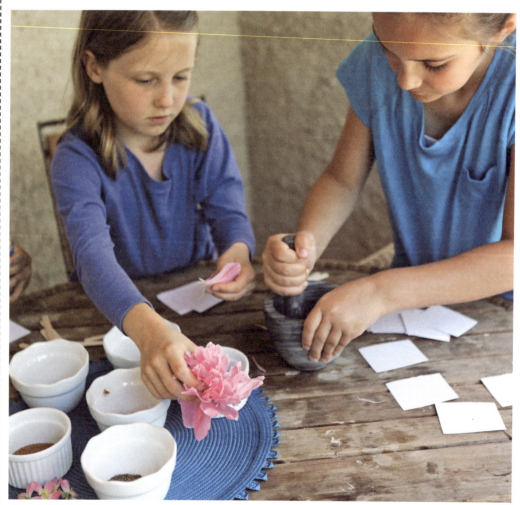

图1：粉碎香料和鲜花。

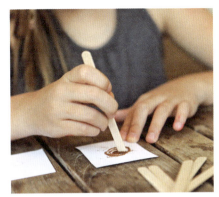

图2：将草药、香料、碎花与胶水混合。

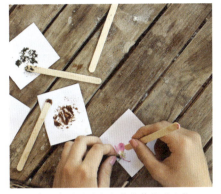

图3：在纸上放置胶水与草药等的混合物。

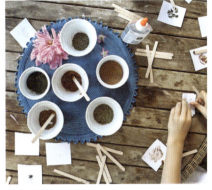

图4：等胶水干透。

实验用时

→ 1小时

实验材料

→ 剪刀
→ 纸张（或纸板）
→ 干草药（如牛至、罗勒、迷迭香和莳萝）
→ 香料（如肉桂和丁香）
→ 鲜花
→ 胶水

实验步骤

步骤1：将纸张剪成5厘米×5厘米的正方形。

步骤2：将草药、香料和碎花（图1）粉碎并将其与几滴胶水混在一起（图2）。

步骤3：将混合好的胶放在纸上（图3）。放置好并等待胶水干燥（图4）。

步骤4：刮开干透了的胶水，闻卡片的味道。

科学揭秘

刮掉胶水后，草药、香料和鲜花中的化学物质就被释放出来。化学物质进入空气中并最后进入鼻子，与嗅觉受体结合。

奇思妙想

接收嗅觉信息的许多大脑区域属于边缘系统的一部分。边缘系统对情绪化行为和记忆很重要。由于气味、情绪和记忆之间的紧密联系，一些气味可以使你想起过去的人、地点和事件。当你闻到特定的花香或新鲜出炉的饼干时，可能会触发你某些强烈的记忆。联系日常生活，想想曾经闻到的气味以及由这些气味引发的记忆。

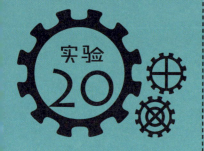

臭臭的T恤

大脑事实

→ 汗水的基本成分是水，并包含少量脂肪、钠、钾和钙。

→ 人类身上有2~4百万个汗腺。

→ 除了嘴唇和耳道内，身体各处都有汗腺。

→ 蚊子是被人体散发的气味吸引的。

在本实验中挑战一下臭T恤！

实验用时

→ 5天

实验材料

→ 5件T恤（同款，同色）
→ 5个大塑料袋（足够装下T恤的尺寸）
→ 封口胶带
→ 记号笔

实验步骤

步骤1： 为5个相互认识的测试对象提供T恤（图1）。

步骤2： 让测试对象连续5天穿T恤1小时（图2）且不能洗这件衣服。

步骤3： 第五天，让测试对象将T恤放入塑料袋中并归还（图3）。

步骤4： 使用特殊代码、封口胶带和记号笔在袋子上做标记，确保只有你知道谁穿了哪件T恤。

步骤5： 将袋子打乱，然后让测试对象用嗅觉找到自己曾经穿过的T恤，并辨别其他T恤的主人（图4）。

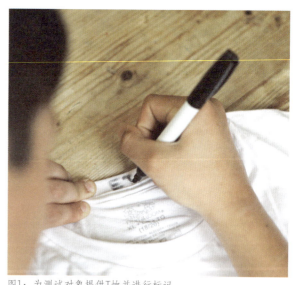

图1：为测试对象提供T恤并进行标记。

给孩子的脑科学实验室

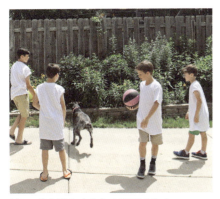

图2：要求测试对象每天穿T恤1小时。

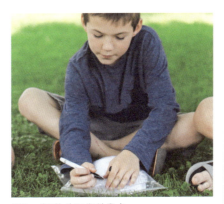

图3：将T恤放回塑料袋中。

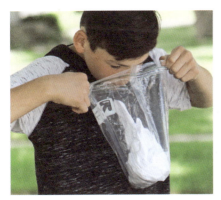

图4：尝试通过气味辨别T恤的主人。

 科学揭秘

T恤会吸收人们的体味。每个人的气味都是独一无二的，它受到汗水、饮食、肥皂、洗发水和药物的影响。

汗水由皮肤腺体产生，有助于保持体温。汗水与皮肤上的细菌混合时会产生体味。

大多数人能很容易地辨别并找到自己穿过的T恤，但很难分辨其他人的T恤。

 奇思妙想

比较家庭成员之间辨别家人与其他人穿过的T恤的能力。这个实验的结果可能显示你的家人或住在同一个房子里的人的气味是否相同。如果T恤上的气味不够浓，请让测试对象延长穿T恤的时间或在穿T恤时进行运动。

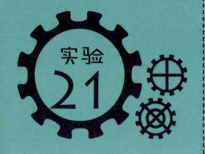

自制香水

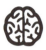 大脑事实

→ 早期的香水使用鲸鱼呕吐物和动物尿液制作而成。

→ 调香师是创造香水的人。

→ 某些香水仅5毫克的价格就可能超过100美元。

使用下面配方中的一种，制作你最喜欢的香味。

实验用时

→ 30分钟

实验材料

→ 水（100毫升）
→ 搅拌碗
→ 盛开的鲜花
→ 咖啡滤纸
→ 香草精
→ 肉桂粉
→ 丁香
→ 存放混合物的容器（或喷雾瓶）

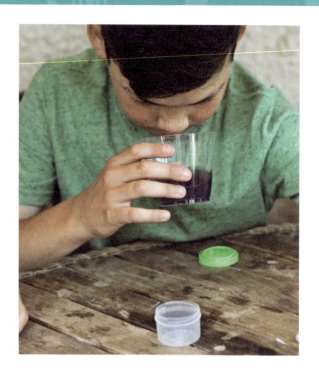

实验步骤

配方1

步骤1：将水倒入搅拌碗中（图1）。

步骤2：在水中加入少许切碎的新鲜花朵（图2）。建议使用有强烈气味的花，如丁香、薰衣草、橙花和金银花等，效果更好。

步骤3：将花和水的混合物存放过夜（图3）。

步骤4：用咖啡滤纸过滤，将液体装入干净的容器（或喷雾瓶）中（图4）。

步骤5：挤压咖啡滤纸，尽可能滤出所有液体。

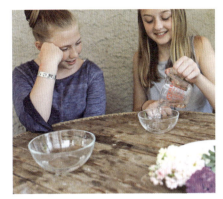

图1：往碗里加水。

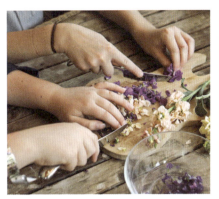

图2：加入切碎的花或肉桂、丁香。

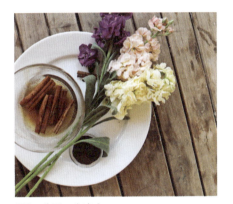

图3：放置一个晚上。

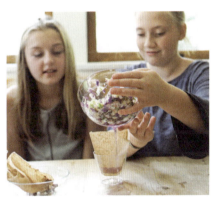

图4：用咖啡滤纸过滤出液体。

配方 2

步骤 1：将水倒入搅拌碗中。

步骤 2：在搅拌碗中加入少许香草精、肉桂和丁香。

步骤 3：将混合物放置过夜，然后用咖啡滤纸将液体过滤到干净的容器(或喷雾瓶)中。

步骤 4：闻一下滤出的液体的味道。如果需要添加更多的成分，再次加入材料并放置过夜，然后再次过滤。

科学揭秘

花、草药和调味料中的化学物质能溶解在水中。当化学物质从水中释放出来时，它们会漂浮在空气中，如果它们进入鼻子，你就能闻到它们。

化妆品公司每年花费数百万美元来制造新的香水以吸引消费者。一些香水的味道可能对某些人有吸引力，但其他人可能会觉得这样的香味令人不快。

奇思妙想

试着用香料和草药制作新香水，如薄荷、迷迭香和橘皮。尽管有些昂贵，但许多植物精油也可用于制作香水。一些精油可用于制作高品质的香水，如柠檬、雪松、佛手柑、香草、茴香、薄荷和薰衣草等。你只需要添加几滴精油到水中，就会产生很浓烈的香气。

单元 6

视 觉

眼睛是通往外面世界的窗口。即使在黑暗的房间或夜晚的星光中,眼睛里的光感受器或视网膜最内层的细胞,也会把从外界发出的有关光的亮度的信息传递到神经系统,让大脑处理信息。一旦大脑处理了这些受体所传递的信息,你就能够快速地识别出人和物体。从视觉接收器首次接收信息到你看到并识别出图像,仅需要极短的时间,转瞬之间,你便可以识别出物体的形状、大小、距离、动作和颜色。通过这些来自受体的信息,你可以轻松地识别出学校的朋友,估计身边飞驰而过的汽车的速度,以及欣赏精美的艺术作品。

本单元中的实验探索了眼睛中的受体细胞是如何工作的,以及大脑是如何理解从这些受体传递而来的信息的,另外你还将了解,眼睛是如何在这转瞬的时间内看见景象和图像的。你会看到视觉错觉的例子,理解大脑如何对所看到的内容作出假设,并发现对图像的视觉加工并不总是如想象般简单。你会惊讶地发现,原来大脑是很容易被愚弄的。

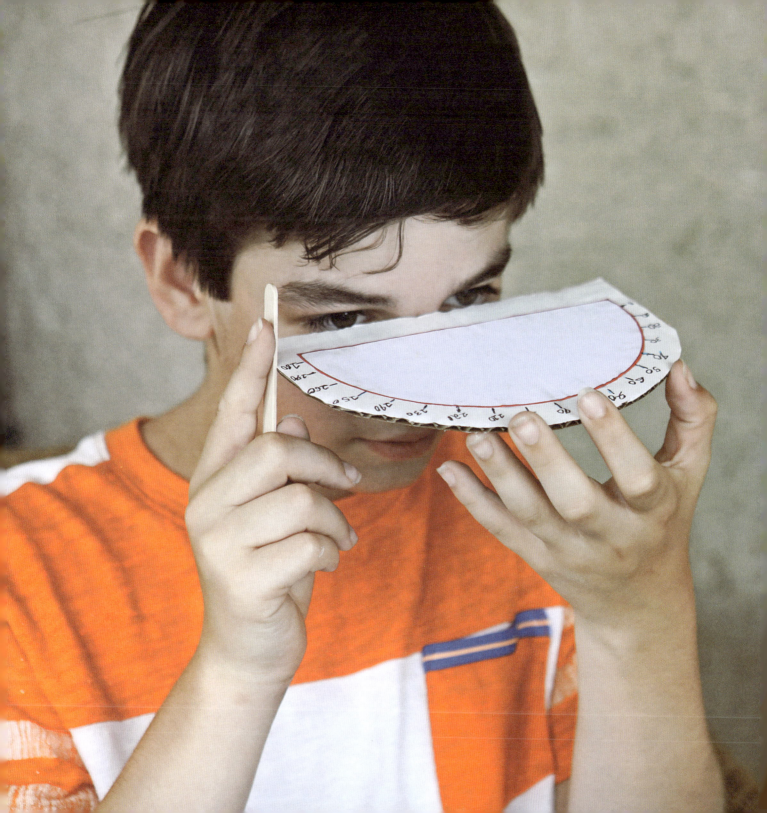

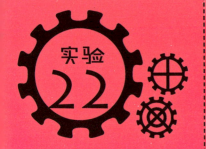

实验 22 晶状体模型

大脑事实

→ 成人的眼球长度不到 2.5 厘米；婴儿的眼球长度约为 16.5 毫米。

→ 人眼重约 7.5 克。

→ 眼睛的晶状体厚度约为 4 毫米。

→ 眼睛的晶状体没有神经或血管。

用放大镜模拟眼睛的晶状体吧！

实验用时
→ 30 分钟

实验材料
→ 胶带
→ 白纸
→ 放大镜
→ 铅笔

实验步骤

步骤 1：将一张白纸用胶带贴在面向窗户的墙壁上。墙壁距离窗户约 5 米。

步骤 2：将放大镜放在离纸张约 10 厘米远的位置（图1）。

步骤 3：前后移动放大镜，使图像从窗口聚焦（图2、图3）。

步骤 4：在纸上绘制图像，并将其与窗外的景像进行比较（图4）。

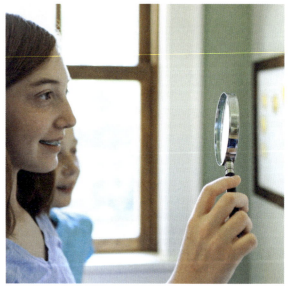

图1：将放大镜放在距离墙壁10厘米左右的位置。

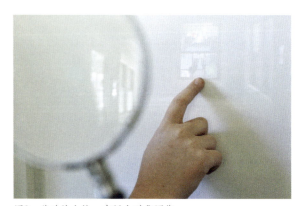

图2：移动放大镜，在纸上对焦图像。

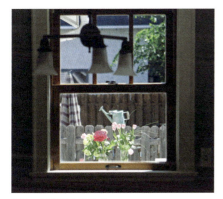

图3：观察窗外的物体。

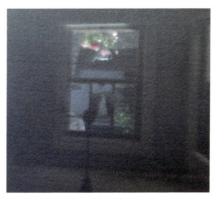

图4：你能看到它们在纸上倒置出现了吗？

科学揭秘

我们看到的光只是环境中现存的电磁辐射的一小部分。这种能量以波的形式流动。当波长介于 380 ~ 760 纳米之间时，我们就可以看到，因为眼睛视网膜中有特殊的细胞（光感受器）可以感应这些波长。

在纸上投影出的是窗外图像的倒转图像。从放大镜的镜头射出的光被上下和左右颠倒着投射到纸上。当光线透过眼睛并投射到视网膜上时也会发生同样的情况。视网膜中的光感受器感应光并向大脑发送电信号。大脑能够理解这些信号，并且理解颠倒的成像，知道右边其实是左边，上边其实是下边。

奇思妙想

附着在晶状体上的小肌肉会缩小以使晶状体变平。此动作会改变光线通过晶状体的方式，并有助于将光线聚焦在视网膜上。当光线聚焦在视网膜前方时，人们会产生近视，远处的物体看起来就会模糊，带凹透镜的眼镜将有助于矫正近视患者的视力。如果光线聚焦在视网膜后面，人们会有远视，需要戴上眼镜才能阅读，带凸透镜的眼镜可以帮助远视的人清楚地看到近距离的物体。

尝试使用不同的镜头和放大镜。比较不同的镜头将光线聚焦在纸张上所需的距离。另外，看看测试光线以一定角度通过镜头时，图像会发生什么变化。

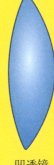

凹透镜

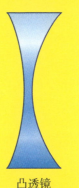

凸透镜

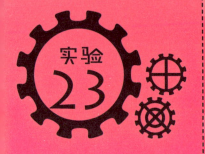

斯特鲁普效应

大脑事实

→ 此实验所说的斯特鲁普效应，是以科学家 J. R·斯特鲁普（J.Ridley Stroop）的名字命名的，他在 20 世纪 30 年代发现了这种效应。关于斯特鲁普效应的最初介绍可以在线查询 https://psychclassics.yorku.ca/Stroop/。

→ 当人们尝试斯特鲁普测试时，大脑的扣带区域会有所反应。

通过本实验来展示单词的颜色是如何影响单词阅读能力的吧！

实验用时
→ 30 分钟

实验材料
→ 2 张纸
→ 彩色记号笔
→ 计时器

实验步骤

步骤 1：在一张纸上，使用记号笔写上两列颜色的名称（图1）。

步骤 2：在第一列，使用颜色相对应的笔写颜色的名称（图2）。例如，用红色的笔写"红色"，用绿色的笔写"绿色"。

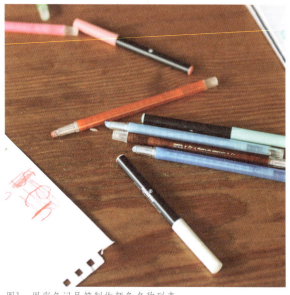

图1：用彩色记号笔制作颜色名称列表。

步骤 3：在第二列，使用颜色不对应的笔写下颜色的名称（图3）。例如，用绿色的笔写"红色"，用蓝色的笔写"绿色"。

步骤 4：现在，大声读出颜色，同时记录你用了多长时间来完成（图4）。不管单词本身是什么，要说出的是单词是用什么颜色的笔写的。例如，如果使用红色的笔写了"绿色"，你应该说"红色"。

步骤 5：比较在不同颜色列表中说出颜色所花费的时间。

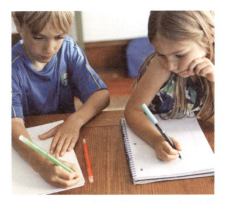

图2：在第一列，使用与单词颜色相对应的笔写出颜色名称。

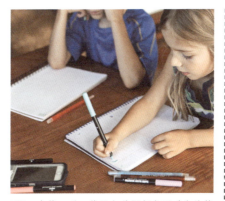

图3：在第二列，使用与单词颜色不对应的笔写出颜色名称。

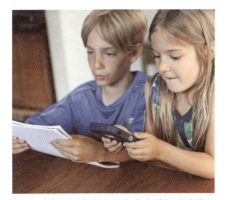

图4：读出两列颜色，比较完成时间的差异。

 科学揭秘

对于大多数人来说，当文字的颜色与文字表达的意思不同时，更难以说出颜色。这展现了一个功能（读取文字）如何干扰另一个功能（判断颜色）。之所以可能会出现这种困难，是因为你可以比判断颜色更快地读出文字。也就是说，你可能难以判断颜色，因为它比阅读文字需要更多的注意力。

 奇思妙想

以不同的颜色方式更改文字的写法，看看是否有可能更快地读出文字的颜色列表。如果你将文字颠倒或将它们旋转90度会发生什么？写出第三列颜色，但倒着写表示颜色的文字。例如，使用绿色的笔写"色红"，即倒过来写的"红色"。再尝试使用不是颜色的文字。例如，使用不同颜色的笔来写如"书籍、猫、汽车和天空"之类的词语，看看是否会更容易地说出这些新的词语的颜色？

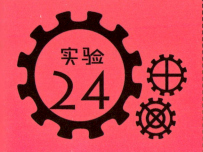

实验 24

盲点

大脑事实

→ 章鱼、鱿鱼和墨鱼没有盲点，因为它们的光感受器位于视网膜的最里层。

→ 视神经包含约 1,200,000 个轴突。

→ 视网膜的厚度约为 100～230 微米。

来找眼睛视网膜上的盲点（视盘）吧！

实验用时

→ 30 分钟

实验材料

→ 纸
→ 黑色记号笔
→ 直尺

实验步骤

步骤 1：在纸的左侧绘制一个小圆圈，在纸的右侧绘制一个 X（图 1）。圆圈和 X 之间距离约 15 厘米。

步骤 2：将纸举在自己的正前方，大约一臂的距离。纸的中心与脸部中间对齐。

步骤 3：闭上右眼（图 2）。

步骤 4：用左眼看 X。这时，你应该仍然可以看到位于周边视野中的圆圈。

步骤 5：在看 X 时，慢慢地将纸移向脸部（图 3）。继续用左眼看 X。

步骤 6：当纸移到距离脸部的某个位置时，视野中的圆圈将消失。

步骤 7：如果将纸继续移近脸部，又将重新看见圆圈。

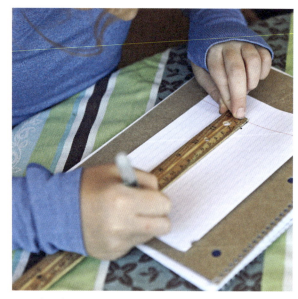

图 1：在纸上画一个圆和 X，中间距离大约 15 厘米。

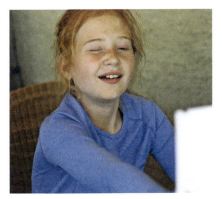
图2:拿着纸,闭上右眼。

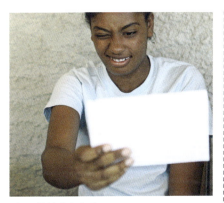
图3:将纸移向自己。

 科学揭秘

眼睛的视网膜可分为不同的细胞层。视网膜的最内层包含光反应的细胞（光感受器）。感光体细胞可分为两种类型:视杆细胞负责感应弱光、形状和运动;视锥细胞负责白天明亮的视觉,并提供有关颜色和细节的信息。视锥细胞又有三种不同类型,能够分别辨识出特定频率的光。

光感受器与视网膜其他层中的细胞相连接。视网膜最外一层的轴突聚集在视网膜上,被称为视盘或盲点。该区域没有光感受器,因为它被视神经占据,从视网膜向大脑发送信号。所以,当你在脸的前方来回移动纸时,你其实是在视网膜上移动圆圈的图像。当圆圈的图像正好落在视盘上,你就无法看到它了,因为此时没有光感受器对光线作出任何回应。

 奇思妙想

如果你闭上一只眼睛,保持头部不动,然后看向某个地方,你不会注意到自己的盲点。当然,光依然会进入到你的盲点,而你也会看到连续的图像。这是因为你的大脑填补了盲点所造成的空白。可以通过实验来理解:大脑是如何通过将其他图像放入盲点来帮助你的大脑创建出完整图像的。例如,在纸张左侧画一条一直延伸至 X 的粗线来代替圆圈。在线条上断开一小部分,然后重复盲点测试。如果断开的部分正好处于盲点处会发生什么?

如果断开的部分是其他不同的颜色会怎样?

如果断开的地方处于盲点又会怎样?

使用其他方法来测试大脑补充场景的能力。尝试这些方法,然后为盲点测试创造出自己的独特方法。

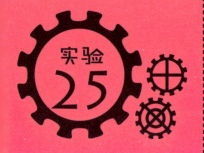

色卡

大脑事实

→ 人眼中的视网膜大约有1.2亿个视杆和600万个视锥细胞。

→ 失明的人缺少一种或多种类型的锥形受体细胞。

→ 大约有8%的男性和0.5%的女性是色盲。

在光线较弱的环境下,来探索识别颜色的能力是如何变化的吧!

实验用时

→ 30分钟

实验材料

→ 5种不同颜色的卡片(如油漆店赠送的油漆色卡)、彩色美工纸或彩色便利贴

实验步骤

步骤1: 确保每张卡片的尺寸相同。如有必要,裁剪卡片使它们尺寸相同。

步骤2: 在每张色卡的背面标上数字,从1开始(图1)。

步骤3: 在光线充足的房间内,识别每张卡片上的颜色和数字并记录(图2)。

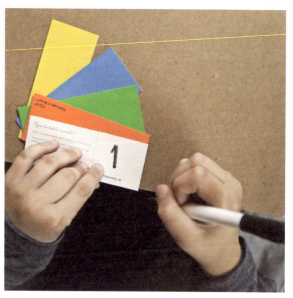

图1:在每张色卡背面标上数字。

步骤4: 随机打乱色卡,调整色卡的顺序。

步骤5: 进入光线较暗的房间(或将房间的光线调暗)(图3)。在光线较暗的房间里再次识别色卡的颜色和数字并记录。房间不能是完全黑暗的,应确保还可以看到一点点。

步骤6: 比较在光线不同的房间里颜色匹配的结果(图4)。

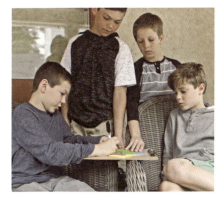

图2：识别卡片上的颜色和数字并记录。

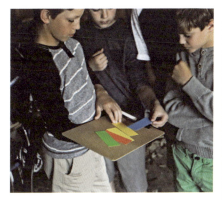

图3：在光线暗的房间识别色卡的颜色和数字。

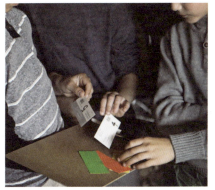

图4：比较在光线不同的房间里颜色匹配的结果。

 科学揭秘

虽然你能够在黑暗中看到动作和形状，但在黑暗中很难分辨颜色。请记住，视网膜中的视锥光感受器对特定分辨率的光最为敏锐，因此，它可以传递颜色信息，让辨色能力同样敏锐。但是，视锥细胞需要在强光下才能正常工作。对弱光的感知不如视杆细胞敏感。视杆细胞能感应光强度的变化并提供运动和形状信息但却无法分辨颜色。

所以，在黑暗中，你可以看到卡片的形状，但不能分辨它的颜色。

 奇思妙想

人们的眼睛需要几分钟才能在黑暗中适应。通过测试在不同时间进入黑暗房间后辨别颜色的能力，来研究人眼适应光线的时间长短。

许多人都是色盲，尤其以男性居多。最常见的色盲类型是红绿色盲，你可以使用不同深浅的红色和绿色来重复上述实验。也可以上网找石原氏色盲测试图来进行色盲检查。

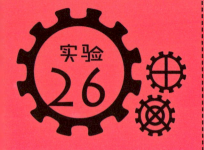

实验 26 视野测试仪

当图像从侧面移动到中央时，对观察图像移动、颜色及其细节的能力进行比较。

大脑事实

→ 人类有3种类型的视锥细胞，其相应的感光色素分别对红、绿、蓝3种光线的波长最为敏感。

→ 除了有8条腿，一些蜘蛛有8只眼睛。

→ 蜻蜓的眼睛可以有30,000个晶状体。

实验用时

→ 30 分钟

实验材料

→ 铅笔
→ 量角器
→ 白纸
→ 胶水
→ 硬纸板
→ 彩色记号笔
→ 冰棍棒

实验步骤

步骤1： 用铅笔将量角器的轮廓画在一张白纸上并剪出量角器轮廓（图1）。将剪纸粘贴到硬纸板上，等待胶水干透。

步骤2： 在量角器轮廓弧度的周围标上度数（图2）。这将是你要使用的"测试仪"。

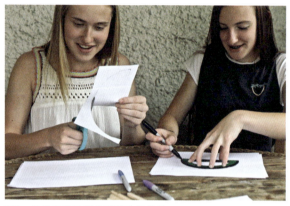

图1：以量角器轮廓为图案进行剪纸。

步骤3： 用彩色记号笔在冰棍棒的一端写上字母（或数字）（图3）。

步骤4： 手拿着测试仪举在脸的前方，保持测试仪平行于地面，并使测试仪的中部位于眼睛下方正对头部中间的位置。

步骤5： 直视前方，将冰棍棒放在头的一侧、测试仪边缘的位置。

步骤6： 继续直视前方，将冰棍棒慢慢地移向测试仪的中部（图4）。

步骤7： 当冰棍棒靠近测试仪中部时，注意何时开始看

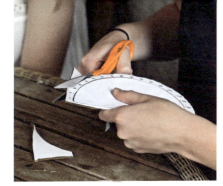

图2：在测试仪上标上度数。

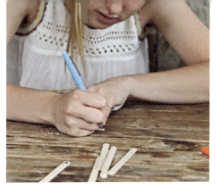

图3：在冰棍棒上写上数字（或字母）。

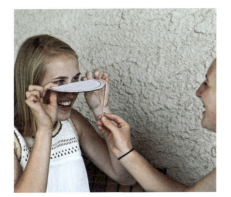

图4：沿着测试仪移动冰棍棒。

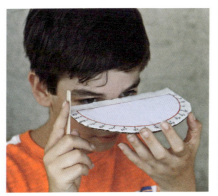

图5：注意在哪个角度开始看到运动、形状和颜色。

到写在冰棍棒上面的数字（或字母）的移动、形状和颜色（图5）。记录看到数字（或字母）移动、形状和颜色时所处的度数。

步骤8：从头部两侧出发，重复测试几次。

科学揭秘

随着冰棍棒上图像的移动，从冰棍棒上反射而来的光通过角膜和瞳孔进入眼睛。在通过眼睛的晶状体后，光线会落在视网膜的光感受器上。来自右侧的光线落在视网膜的左侧，来自左侧的光线落在视网膜的右侧。当冰棍棒朝测试仪的中心移动时，来自图像的光线会落在视网膜更中心的部位。

当冰棍棒在头的某一侧时，你可能能看到移动的动作，但是直到冰棍棒移到测试仪的中间，才能看到颜色或形状，并且才可能看清楚。这个实验表明，负责感知运动、形状和颜色的光感受器分别位于视网膜不同的部位。

负责颜色感知的视锥细胞主要位于视网膜的中央位置；而对运动较为敏感，但不感知颜色的视杆细胞则主要分布在视网膜的周边区域。

奇思妙想

视锥细胞负责颜色和形状的感知，但需要在强光下才能工作。在使用测试仪时改变房间的亮度，看看在什么角度，图像会成为焦点，在哪里可以看到颜色。还可以改变冰棍棒上的图像。例如，将不同动物的图片贴在冰棍棒上，看看什么时候能辨别出它们。可能只有当图像位于你正前方时，你才能辨别出图像上是狗还是猫。

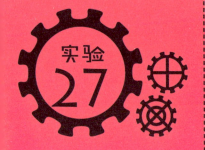

实验 27

彩色余像

红色何时变为绿色，蓝色何时变为黄色？答案就在这个实验里！

 大脑事实

→ 有些动物有光感受器，这使得它们能够看到紫外线或红外线辐射。

→ 箱型水母有24只眼睛。

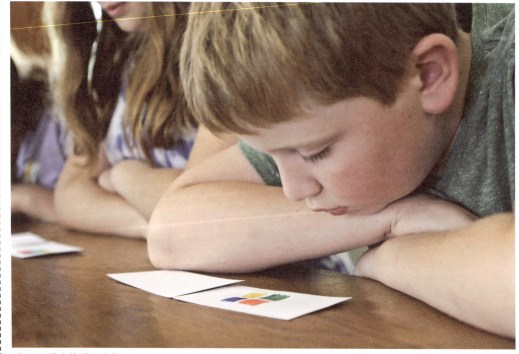

图3：盯着色块看15秒钟。

实验用时

→ 10分钟

实验材料

→ 红色、蓝色、绿色和黄色的记号笔
→ 白纸

实验步骤

步骤1：使用红色、黄色、绿色和蓝色的记号笔（图1），在一张白纸上绘制4个正方形（图2），尺寸为3厘米×3厘米。

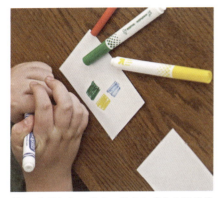

图1：使用红色、黄色、绿色和蓝色的记号笔。

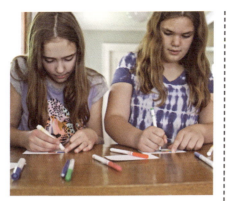

图2：在白纸上绘制4个正方形。

 科学揭秘

眼睛的视网膜上有不同类型的细胞，它们可以对不同波长的光线作出反应。视锥细胞对红光、蓝光或绿光最敏感。当你长时间地盯着某种颜色时，这些受体就会感到疲倦。随后当你再看白色背景时，疲倦的感受器便无法正常工作，导致来自不同颜色受体的信息不平衡，你会看到颜色"余像"。在短时间后，受体恢复工作，你的视力也就会很快恢复正常。

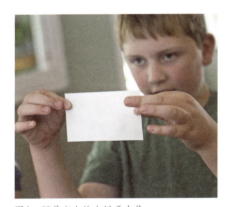

图4：盯着空白的白纸看余像。

 奇思妙想

用数码照片可以创建一些不寻常的彩色余像。在电脑上找到颜色鲜艳的照片。在电脑屏幕附近放一张白纸。先盯着照片约15秒，再将注视点转移到白纸上，看看余像。

步骤2： 盯着某个颜色正方形的中心处看15秒（图3）。

步骤3： 将注视点移动到另一张空白的白纸上（图4）。

步骤4： 注意在白纸上出现的颜色及其位置。

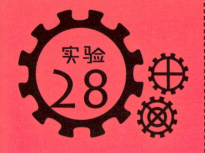

实验 28

贝汉转盘

通过旋转黑白光盘来显示颜色吧!

 大脑事实

→ 贝汉转盘于 1894 年在《自然》杂志上发表,标题为"人工光谱陀螺"。[3]

→ 科学家哥斯塔夫·费希纳(Gustav Fechner)和赫尔曼·冯·亥姆霍兹(Hermann von Helmholtz)在贝汉先生之前尝试过黑白盘。费希纳和冯·亥姆霍兹都注意到旋转这些磁盘会产生颜色感。

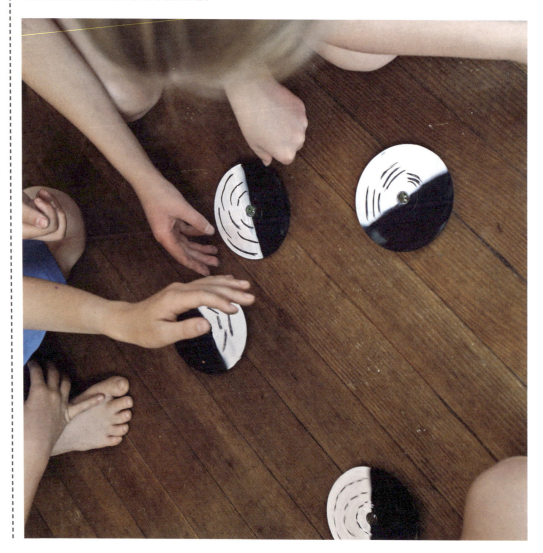

3　C. E. Benham. Artificial Spectrum Top〔J〕, Nature (51): 113-114, 1894.

给孩子的脑科学实验室

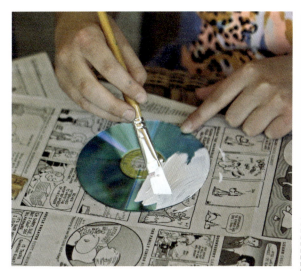

图1：将光盘涂成一半黑色和一半白色。

⏰ 实验用时

→ 1 小时

🔧 实验材料

→ 白色和黑色颜料
→ 油漆刷
→ 光盘
→ 黑色记号笔
→ 胶水
→ 弹珠

📝 实验步骤

步骤 1：将光盘的一半涂成黑色，另一半涂成白色（图1）。

科学揭秘

1894 年，玩具制造商查尔斯·贝汉（C.E.Benham）发现了具有特定图案的黑白圆盘在旋转时可能会让人看到颜色。贝汉先生称他的发明为"人工光谱陀螺"，并通过 Messrs.Newton 公司进行售卖。贝汉转盘这一发现让顶级科学家们困惑了 100 多年。

眼睛的视网膜由两种对光敏感的受体组成．视锥细胞和视杆细胞。视锥细胞在明亮的光线下能识别颜色，其有三种类型，每种对特定波长的光最敏感。而视杆细胞则是在弱光环境里有很重要的作用。

旋转贝汉转盘时出现的颜色可能是视觉系统中视网膜和其他部位发生变化的结果。圆盘的黑白区域可以激活视网膜不同的邻近区域。这种交替反应可能会引起内部的相互作用，从而在神经系统里产生颜色。

另一种解释贝汉转盘颜色的理论关注于不同类型的视锥细胞需要不同的时间反应，同时它们保持激活状态的时间也有所不同。因此，当旋转圆盘时，白色激活了所有三种类型的视锥细胞，但随后黑色又抑制了激活状态。激活和终止不停交替，导致信号不平衡，而不同类型的视锥细胞需要不同的时间来反应并保持不同的时间长度。这种不平衡的信息传递到大脑导致了对颜色的感知。但这些理论都不能完全解释贝汉转盘为什么会有颜色，这个视觉错觉背后的原因仍未找到。

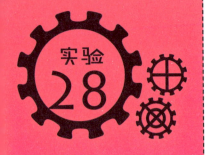

贝汉转盘（续）

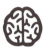

大脑事实

→ 旋转贝汉转盘时看到的颜色被称为"主观色彩""费希纳–贝汉颜色""普雷沃斯特–费希纳–贝汉颜色"–普利苔颜色和"图案引起的闪烁颜色"（PIFC）。

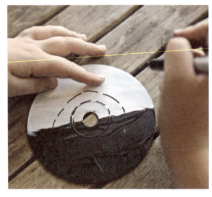

图2：在白色的表面上绘制线条图案。

步骤2：待颜料干后，使用黑色记号笔（图2）在光盘的白色面上绘制线条图案（参见样本图案）。

步骤3：翻转光盘，将未上色的一面朝上。在光盘中间的孔内粘上弹珠（图3）。等待胶水干燥。

步骤4：要旋转光盘，只需将装了弹珠的光盘放在桌子上，轻轻转动光盘，让它旋转起来（图4）。你看到了什么颜色？

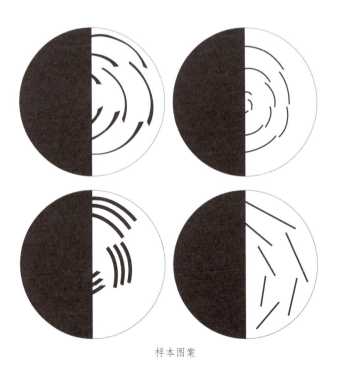

样本图案

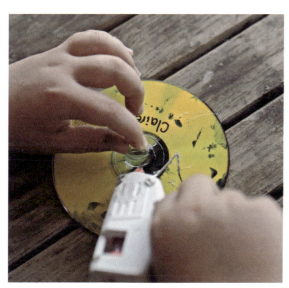

图3:将弹珠粘在光盘上没有上色的那面。

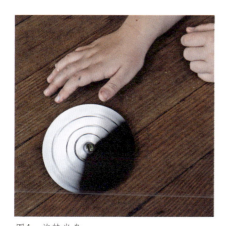

图4:旋转光盘。

💡 奇思妙想

有些人会注意到:贝汉转盘的颜色会随着圆盘旋转的速度而发生变化。尝试不同的旋转速度和旋转方向(顺时针、逆时针),看看颜色何时会出现以及何时最亮。此外,尝试不同的照明条件,在阳光下、白炽灯下、荧光灯下旋转光盘,看看对光盘上颜色的感知是否有差异。

用于这个实验的贝汉转盘上的线条图案只是例子。通过更改光盘上黑白颜色的比例可以继续实验。另外,还可以改变黑线的粗细、数量、位置和图案。观察这些变化是如何在旋转光盘时影响我们对颜色的感知的。你甚至可以更改线条的颜色。使用蓝色而不是黑色线条,看看会发生什么。

你还可以通过询问色盲者对贝汉转盘的反应来获得其他线索与信息。色盲人群的视网膜中缺少一种或多种视锥细胞受体。询问他们看到的旋转中的贝汉转盘的颜色,将他们的回答与非色盲人士的回答进行比较。

单元 7

触 觉

　　触觉能够让人很快知道，自己是在抚摸柔软的猫咪还是碰到尖尖的针头。在第一层皮肤，即表皮下面的是真皮，其中包含能对触摸作出反应的受体。触觉实际上是几类感觉而不仅仅是一类。附着在受体上的是神经元，它不仅能发出关于触觉的信号，还能向神经系统发送关于疼痛、冷热和压力的信号。皮肤内的不同受体帮助人们了解压力、振动、拉伸以及物体的材质。

　　通过触觉，还可以知道身体的哪个部位正在触摸物体以及物体是否正在移动。即使是轻轻的触摸也能激活感觉受体。受体连接到轴突，轴突将电信号发送到脊髓。大脑接收到这些信息，你就能够分辨出另一个人或物体与皮肤接触的位置以及与它们接触的感觉。本单元中的实验探讨了皮肤的敏感性以及皮肤与物体接触所产生的感知。

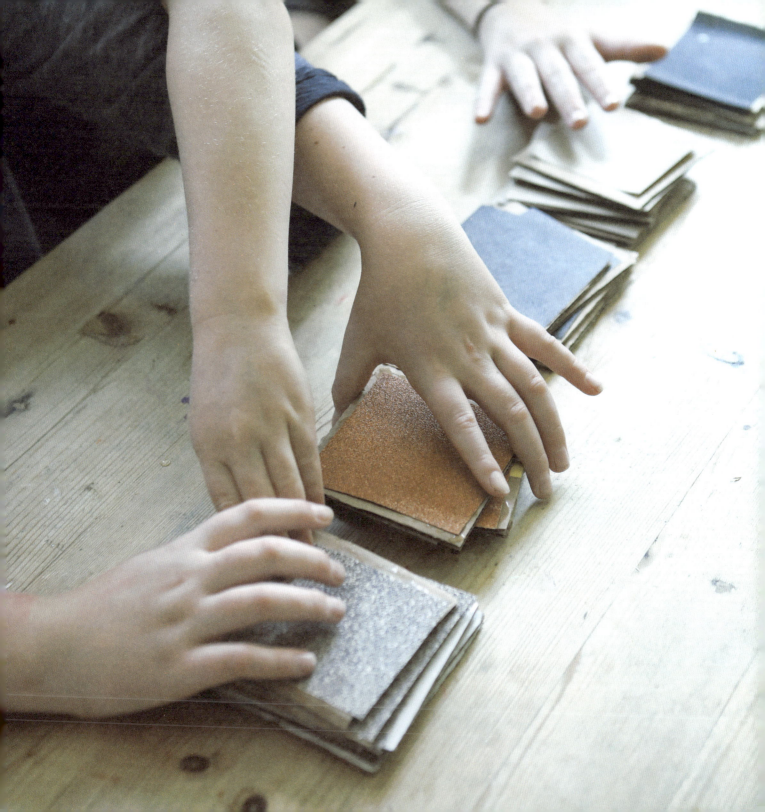

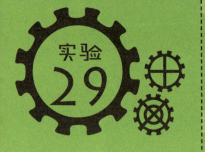

实验 29 触觉两点阈测定

大脑事实

→ 没有任何毛发的皮肤被称为无毛皮肤。

→ 不同类型的皮肤受体对不同类型的触摸作出反应。鲁菲尼氏小体负责机械性刺激（如压力），梅斯纳化小体是触觉小体，对轻轻的触摸作出反应，巴齐尼氏小体感应振动，游离神经末梢则对温度和疼痛作出反应。

→ 成年人的皮肤大约重 4.1 千克，是人体最大的器官。

你的身体对触觉最敏感的区域是哪里？

实验用时
→ 45 分钟

实验材料
→ 牙签
→ 直尺
→ 橡皮筋

安全提示
→ 在测试脸部皮肤时，请格外小心。实验时请均匀地轻轻碰触身体部位，不要将牙签靠近测试对象的眼睛。

实验步骤

步骤 1：将两根牙签固定在带橡皮筋的直尺上（图 1）。一根固定在尺子开端的第一个刻度处，另一根固定在相距约 3 厘米的位置。确保牙签的尖头相互齐平。

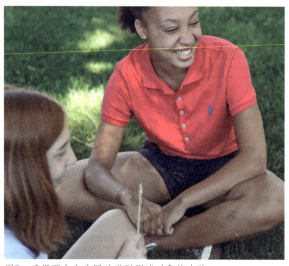

图3：确保两个尖头同时碰到测试对象的皮肤。

步骤 2：轻轻地将牙签的尖头触碰测试对象的手背（图 2）。不能让测试对象看到正在测试的皮肤区域。记住：实验时不要太用力。

步骤 3：确保两个尖头同时接触皮肤。询问测试对象感觉到一个还是两个压力点（图 3）。如果测试对象说是一个点，那么将牙签稍微分开，再次轻碰其手背。如果测试对象报告有两个点，则将两根牙签稍微靠近一点，再次测试。

步骤 4：当测试对象从"我感觉到两点"变化为"我感觉到一点"时，读取尺子上两根牙签之间的距离（图 4）。

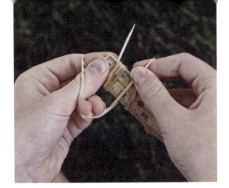
图1：将牙签固定在直尺上。

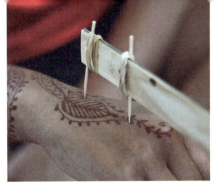
图2：用牙签轻轻地触碰测试对象的手。

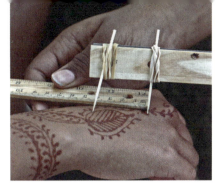
图4：该取测量牙签之间的距离。

 奇思妙想

使用触觉两点阈测定来研究身体各部位对触觉的灵敏度，如手臂、腿、手指、背部、颈部、头部、手掌和脚趾。比较不同的身体部位对触觉反应所需的阈值距离，并比较它们与已发表的实验结果的匹配程度（见下表）[4]。身体上哪个部位最敏感？换句话说，身体的哪个部位感知到两根牙签触觉点的距离最小？

部位	阈值距离	部位	阈值距离
手指	2～3毫米	上唇	5毫米
脸颊	6毫米	鼻子	7毫米
手掌	10毫米	前额	15毫米
脚	20毫米	肚子	30毫米
前臂	35毫米	上臂	39毫米
背部	39毫米	肩膀	41毫米
大腿	42毫米	小腿后部	45毫米

4　这些数据（四舍五入）来自于《皮肤感觉》(The skin senses)发表的阈值实验，由D. R. Kenshalo编辑（Springfield, IL: Thomas, 1968）。

 科学揭秘

皮肤由多层组成。最外层的皮肤称为表皮。表皮生成新的皮肤细胞，形成皮肤颜色，并保护身体。表皮的下方是真皮，它除了形成汗水和油脂、生长毛发之外，它还为皮肤提供血液，且包含了对触觉作出反应的细胞（受体）。皮肤受体细胞与神经元相连，神经元向神经系统发出有关触觉、温度、压力和疼痛的信号。

我们皮肤中的受体不是以均匀的方式分布在身体周围。某些部位的皮肤会比其他部位的皮肤拥有更多的触感受体，例如，我们的手指和嘴唇中的触觉受体多于背部和腿部。

实验 30

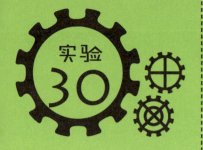

发现触点

大脑事实

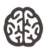

→ 身体某些部位的皮肤仅发生 0.001 毫米的位移，便能有效地引起压力感。

→ 星鼻鼹鼻子中的触觉受体几乎是人类手部触觉受体的 6 倍。

→ 体感是指皮肤的感觉信息。

变身成为一名神经病学家！制作一套触觉测试仪来检测人们感知压力的能力吧！

实验用时

→ 30 分钟

实验材料

→ 剪刀
→ 不同粗细的单丝钓鱼线
→ 直尺
→ 胶水
→ 冰棍棒
→ 眼罩

实验步骤

步骤 1：用剪刀将不同粗细的单丝钓鱼线剪至 4 厘米（图 1）。

步骤 2：将剪短的鱼线分别粘在冰棍棒的一端，呈直角状（图 2）。等待胶水干透（图 3）。完成后的测试器应如下图

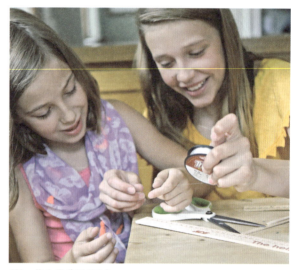

图1：将鱼线剪至4厘米。

所示：

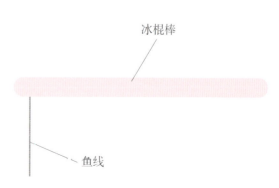

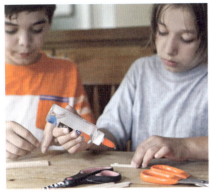
图2：用胶水将鱼线以直角方向粘贴在棒上。

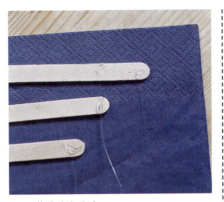
图3：等待胶水干透。

 科学揭秘

触觉阈限是能引起感觉的最小刺激量，这时测试对象会说出"嘿，我感觉到了"。鱼线的不同粗细可以改变对身体不同部位的皮肤所施加的压力大小。当大脑接收到来自皮肤受体足够多的信号时，人们就会有触觉感知。

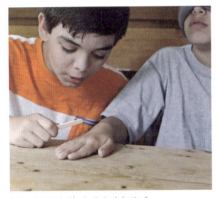
图4：用鱼线触碰测试对象的手。

 奇思妙想

用触摸测试仪在测试对象身体的不同部位进行实验。比较手指、手、手臂、背部、腿部和脚部皮肤的触觉阈限。身体最敏感和最不敏感的部位是什么？还可以比较年轻人和老年人以及男孩和女孩的触觉阈限。

步骤3：要检测测试对象的敏感度，先将他的眼睛蒙上。用测试仪上的鱼线轻轻触碰测试对象手上的皮肤，直到鱼线弯曲（图4）。

步骤4：询问测试对象是否有什么感觉。

步骤5：如果测试对象没有任何感觉，换较粗的鱼线重复测试。如果测试对象有所感觉，换更细的鱼线并重复测试。

步骤6：记录测试对象可以感觉到的最细的鱼线的粗细。

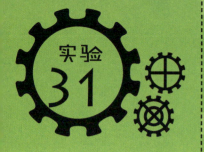

砂纸测试

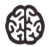

大脑事实

→ 眼睑上的皮肤是人体最薄的皮肤。

→ 有些人天生就没有疼痛感知力。

用砂纸来展现触觉的精细敏感度吧！

实验用时

→ 30 分钟

实验材料

→ 5 种不同粗糙度的砂纸
→ 剪刀
→ 纸板
→ 胶水

实验步骤

步骤 1：准备 5 种不同的砂纸（粗糙度不同）。砂纸的粗糙度等级应印在背面。

步骤 2：将每种砂纸都剪成约 10 厘米×10 厘米的小片（各 5 份），这样不同类型的砂纸总共有 25 份。

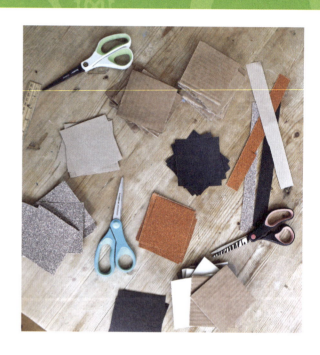

步骤 3：将纸板剪成 25 份 10 厘米×10 厘米的正方形（图 1）。

步骤 4：将砂纸一张一张分别对应地粘贴在每块纸板上。

步骤 5：在每张砂纸面上写上粗糙度等级。

步骤 6：将不同的砂纸混在一起，将粗糙面（标示粗糙度等级的砂纸面）朝下放（图 2）。

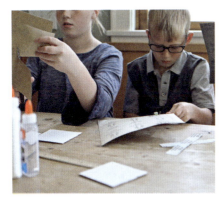
图1：将纸板剪成小块。

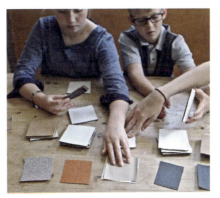
图2：将砂纸混在一起，粗糙面朝下。

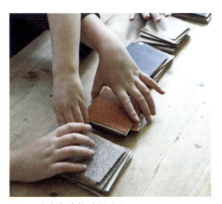
图3：通过感觉将砂纸分组。

步骤 7： 拿起一张砂纸，保持粗糙面向下。用手指轻轻摩擦砂纸，感受其粗糙度。

步骤 8： 根据对砂纸的感觉，将砂纸分类，将同一种粗糙度的砂纸放在一起，共分成 5 堆（图3）。

步骤 9： 按照从最光滑到最粗糙的顺序，将砂纸堆排好顺序。

步骤 10： 将砂纸的粗糙面向上放置，检查是否成功地将相同粗糙度的砂纸放在了同一堆中。

科学揭秘

用手指轻轻摩擦砂纸会刺激皮肤受体，如巴齐尼氏小体和梅斯纳小体。当砂纸中的凸起颗粒经过刺激受体时，会产生信号。皮肤上的受体连接到神经中的轴突，将电信号发送到脊髓中。信号从脊髓传向大脑，以获得对触觉和粗糙度的感知。

奇思妙想

再次尝试砂纸测试，但这一次，不是用手指在砂纸上摩擦，而是只用手指按压砂纸。比较按压和摩擦砂纸的不同感觉，用这种方法再次检测砂纸分组的准确性。

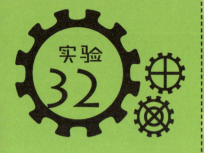

实验 32　布莱叶盲文字母表

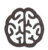 **大脑事实**

→ 路易·布莱叶（Louis Braille）于1809年1月4日出生在法国。当他还是一个孩子时，一次车间事故导致他失明。在他15岁的时候，他为盲人开发了点字系统。

→ 布莱叶盲文的平均阅读速度约为每分钟125个字。

制作自己的盲文字母表，以测试触觉的敏感度。

实验用时

→ 30分钟

实验材料

→ 布莱叶盲文字母表
→ 纸张
→ 白胶
→ 剪刀

实验步骤

步骤1：盲文字母表中的所有字母都由一系列黑点组成。复印或打印一张盲文字母表图片（图1）。

步骤2：在每个黑点的位置涂上一小点白胶（图2）。

步骤3：用小空格将每个字母分隔开（图3）。

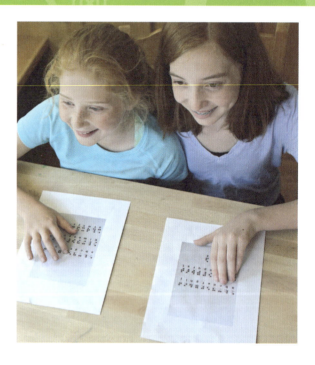

步骤4：等待胶水干透后，属于你的可供感受到的布莱叶盲文字母表就制作完成了。

步骤5：剪下每个字母，尝试仅通过触觉将字母排序。

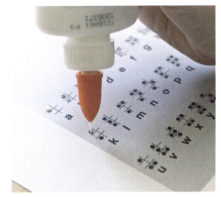

图1：每个盲文字母都由一系列点组成。

图2：在每个黑点上涂上一小点胶水。

 科学揭秘

布莱叶盲文符号使用凸起的点字系统，以便人们可以通过触觉来读取文字。失明或视力低下的人会将手指移到点字上以感受不同的字母。通过了解点字的意思，盲人便可以阅读文字。

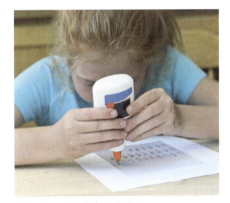

图3：用小空格将字母分隔开。

 奇思妙想

试着自学盲文。首先，先学习 A～J 之间的字母，因为这些字母只使用了上方的四点。接下来的 10 个字母（K～T）类似于前 10 个字母，不同之处是在左下角增加了一个点。字母 U、V、X、Y 和 Z 类似于 K、L、M、N 和 O，但在后者的基础上增加了右下方的一个点。字母 W 与其他字母不同。请练习通过触摸来识别出不同的字母。还可以把字母放在一起拼出单词。练习熟练之后，去当地的图书馆，向图书管理员借阅一本印有盲文的书。看看你能阅读这本书吗？

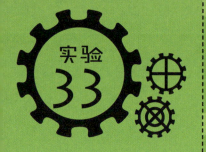

实验 33 触摸游戏

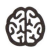

大脑事实

→ 人体中有一种叫做黑色素的蛋白质，它决定了人们皮肤的颜色。

→ 人们应该涂抹防晒霜，以保护皮肤免受太阳的破坏性影响。

→ 大脑会产生一种叫内啡肽的化学物质，可作用于神经元并减轻疼痛。

测试你是否能准确地找到皮肤触摸点。

实验用时

→ 30 分钟

实验材料

→ 眼罩
→ 2 种不同颜色的水洗记号笔
→ 直尺

实验步骤

步骤 1：将测试对象的眼睛蒙住。用一支记号笔轻轻地点触测试对象手臂上的一个位置，留下一点作为标记（图1）。

步骤 2：给蒙着眼睛的测试对象另一支颜色不同的记号笔。

步骤 3：让测试对象使用记号笔在自己身上点出刚刚被轻触

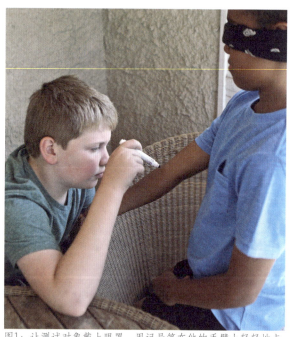

图1：让测试对象戴上眼罩，用记号笔在他的手臂上轻轻地点一点。

的位置。也可以由测试对象指出位置（图2），另一人替其用记号笔作标记。

步骤 4：用直尺测量两点之间的距离（图4）。

步骤 5：在测试对象的手臂和手的不同部位，重复此测试。

92　给孩子的脑科学实验室

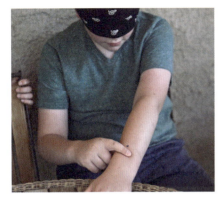

图2：询问测试对象触点的位置。

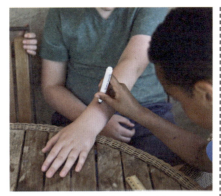

图3：用不同颜色的笔留下第二个标记。

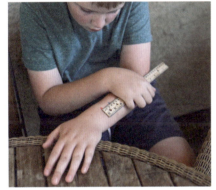

图4：用直尺量出两点之间的距离。

 科学揭秘

对皮肤的轻触刺激可激活感觉受体。这些受体与轴突相连，并通过轴突向脊髓发送电信号。信号被传送到大脑，让人们知道哪个部位的皮肤被什么触摸了。

两个标记点之间的距离越小越表示该部位是身体更为敏感的区域。触觉更敏感的区域拥有更多的受体。

 奇思妙想

除了在手部和手臂的皮肤进行测试外，还可以在身体的其他部位进行实验，例如脚、腿和躯干。将结果进行比较，看看最后两点之间距离最小的身体部位是哪个。为了给测试增加难度，可以让测试对象标记出触摸点在身体另一侧的位置。换句话说，如果触摸点是在被试的左手中间部位，那么让他们在右手上标记相同的位置。你还可以让测试对象在被标记后等待 1～2 分钟，再指出标记位置，以增加难度。

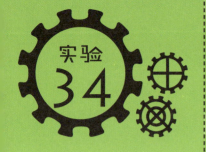

实验 34 科学小盒子

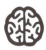

大脑事实

→ 皮肤的总面积约为 1.93 平方米。

→ 手部约有 17,000 个触觉感受器。

→ 当温度达到摄氏 45℃ 时，人们会感觉到疼痛。

会是什么呢？只有科学小盒子才知道。

实验用时

→ 1 小时

实验材料

→ 剪刀
→ 鞋盒
→ 袜子
→ 胶带（强力胶带最佳）
→ 盒子装饰物（如图片、照片和贴纸）
→ 可放入盒中的物品

实验步骤

步骤 1：用剪刀在盒子的侧面剪出一个洞，洞口大小可以让手伸进去（图 1）。

步骤 2：将袜子的脚趾部分剪掉，使其呈管状。

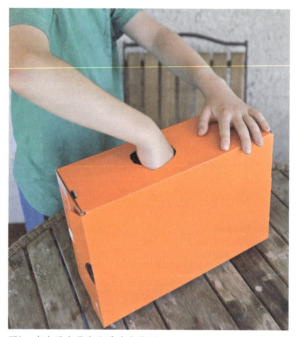

图1：在盒子上剪出比手略大的洞。

步骤 3：将袜子的一端粘在盒子的内侧，使袜子从盒子的外侧到内侧形成一条"隧道"（图 2）。

步骤 4：用图片、照片和贴纸装饰盒子。

步骤 5：将几个小物品放入盒子里（图 3）。

步骤 6：让测试对象将手通过袜子伸入盒子，识别盒中的物品（图 4）。

给孩子的脑科学实验室

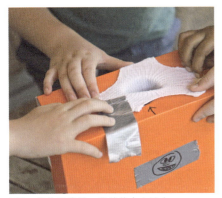

图2：将袜子剪好，将其粘在盒子上。

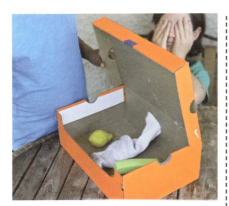

图3：将物品放入盒子中。

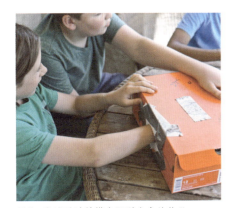

图4：尝试通过触摸来识别盒中的物品。

科学揭秘

你可以使用常见的物品，如勺子、小球或海绵，让实验变得简单。如果想增加实验难度，可以使用不常见的物品，例如肥皂、箔纸或动物玩具。此外，可以在盒子中加入木制或塑料材质的字母或数字积木，并尝试识别它们。如果有成对的物品，则可以利用盒子玩匹配游戏。将其中一个物品放进盒子中，同时将另一个展示出来或放在测试对象的手中。然后，测试对象必须把手伸到盒子里去寻找和之匹配的物品。

戴上一副手套后做实验，可以了解皮肤及其受体对触觉能力的重要性。当手伸进盒子里触摸物品时，橡胶手套、棉手套或皮手套可以阻止皮肤中的许多受体对触摸作出反应。

奇思妙想

科学小盒子将触觉与视觉、听觉相隔绝，此时，触觉成为识别对象的主要感觉。但是，其他感知觉同样能发挥辅助功能。例如，关节和肌肉中有特殊的感觉细胞，能帮助我们识别身体位置和肌肉力量，物体的重量可能会为我们识别它提供一定的线索。

实验 35 触摸迷宫

如果你认为在能看到的情况下,迷宫很难被破解,那请尝试仅使用触觉来完成迷宫吧!

大脑事实

→ 来自皮肤受体的感觉信息在躯体感觉皮层的大脑顶叶中进行处理。

→ 巴齐尼氏小体以意大利解剖学家菲利波·帕西尼安(Filippo Pacini, 1812–1883)的名字命名。

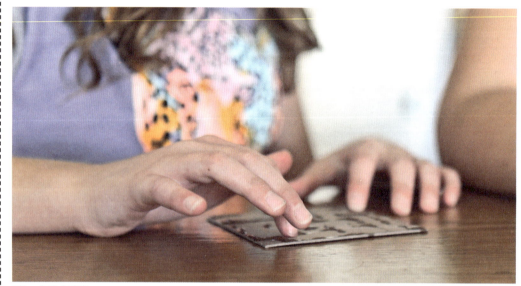

图2:尝试走迷宫。

实验用时

→ 30 分钟

实验材料

→ 剪刀
→ 一块纸板(尺寸为21厘米×21厘米)
→ 铅笔
→ 白胶

实验步骤

步骤1:用剪刀将纸板剪成正方形,尺寸约为 21×21 厘米。

步骤2:用铅笔在纸板上画一个迷宫。

步骤3:在迷宫的路线上涂上白胶(图1)。

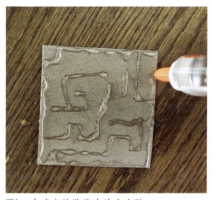

图1：在迷宫的路线上涂上白胶。

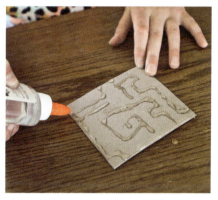

图3：涂上更多白胶，让迷宫更立体。

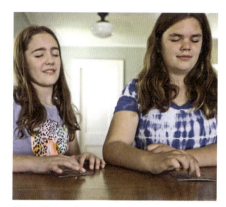

图4：再试一次。

步骤 4：等待胶水干燥。闭上眼睛，用手指触摸迷宫的路线来解锁迷宫（图 2）。

科学揭秘

当手指在胶水上移动时，触觉感受器会将信号发送到脊髓并传送到大脑。如果大脑检测到手指不在胶水上时，则会向背髓发送信号，然后传送至手臂、手和手指的肌肉以纠正错误。

从手指皮肤到大脑，然后从大脑回到手指，信号传送帮助你完成了走迷宫的任务。

奇思妙想

如果迷宫很难通过触觉来完成，在胶水干燥后再涂上一层胶水，让迷宫更立体（图 3）。这可以让你更容易地感觉到迷宫的路线并前进（图 4）。另外，你可以在相同的路线基础上制作出不同高度的迷宫。使用计时器，看看完成不同迷宫所需的时间是否不同。你还可以使用迷宫来研究学习的效果：用计时器记录第一次完成迷宫的时间；之后再重复完成这个迷宫几次，并记录时间；绘制图表，x 轴代表完成次数，y 轴代表完成时间，看看完成的时间是否随着次数不断进步。

单元 8

听 觉

　　头部两侧的那两块软组织不仅仅是为了好看而已，耳朵可以帮助你识别并回应周围环境中发生的事情。声音——无论是消防车警报声、狗叫声，还是海浪声、风吹叶子的声音——产生的声波，是空气中无形的振动。这种振动会引起气压的变化，使耳朵内的鼓膜产生振动。耳朵里有3块小骨头与鼓膜相连，它们分别叫做锤骨、砧骨和镫骨。这些骨头由于靠近鼓膜从而可以接收鼓膜的振动。骨头将振动传递给耳蜗，这是一种耳内的蜗牛状结构。耳蜗中的受体细胞产生了从耳朵到大脑的电信号。

　　大脑会感知到声音，帮助你理解声音的响度和音高。大脑使用这些感知来帮助你识别声音、避免危险、与他人交流、享受音乐。本单元中的实验将研究声音的本质以及气压的变化是如何让我们产生对声音的感知的，并介绍大脑、耳蜗受体和听觉神经在接收和处理声音中所起的作用。

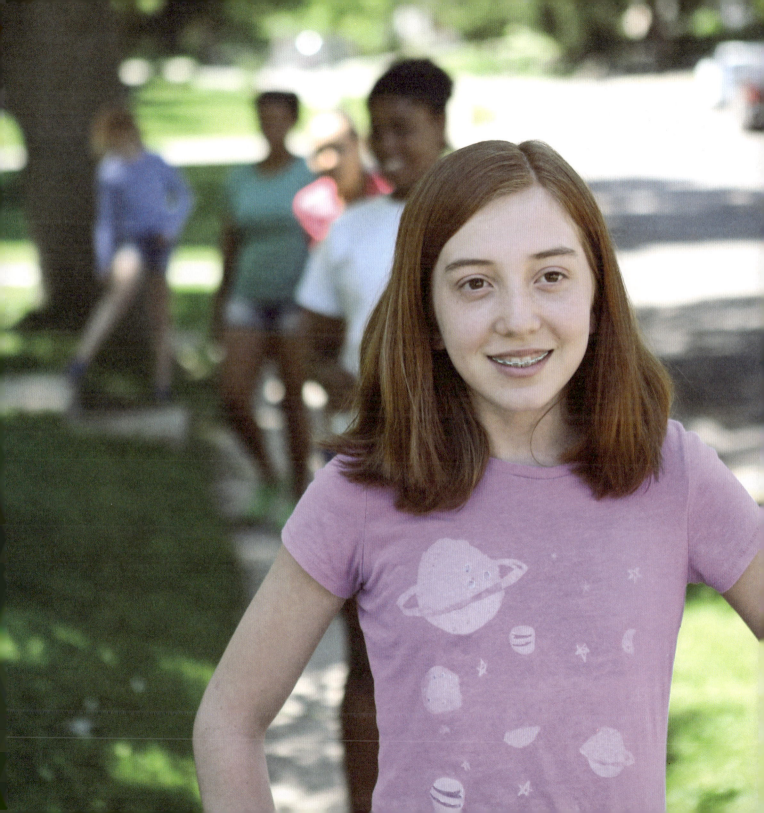

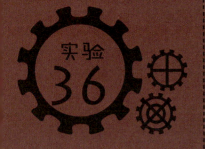

实验 36　鼓膜模型

大脑事实

→ 青蛙的鼓膜位于眼睛的后面。

→ 人类可以听到频率在 20~20,000 赫兹之间的声波。

→ 人体最小的骨头是耳朵中的镫骨。镫骨长 2.5~3.3 毫米，重 1.9~4.3 毫克。

制作鼓膜的简单模型，借此观察声音是如何在空气中传播并振动鼓膜的。

实验用时

→ 20 分钟

实验材料

→ 保鲜膜
→ 敞口的容器
→ 橡皮筋
→ 生米粒（或其他谷粒）
→ 金属烤盘（或其他能制造噪音的东西）

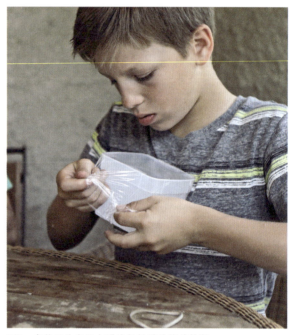

图1：在敞开的容器上覆盖保鲜膜并将其拉紧。

实验步骤

步骤1：在一个大容器上包一层保鲜膜。将保鲜膜拉紧（图1）。

步骤2：使用橡皮筋将保鲜膜固定在容器顶部（图2）。

步骤3：在保鲜膜上放几粒生米粒。

步骤4：将烤盘靠近保鲜膜并敲打烤盘（图3）。

步骤5：敲击烤盘以产生巨大的噪音，看看米粒是否会发生移动（图4）。

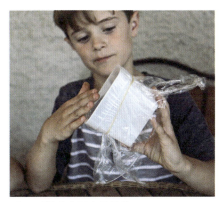
图2：用橡皮筋固定保鲜膜。

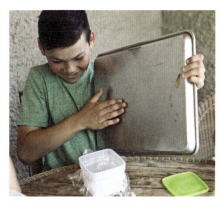
图3：将生米粒放在保鲜膜上后敲打烤盘。

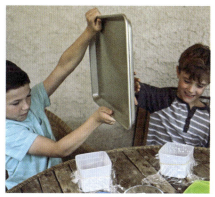
图4：观察米粒因为声音振动所产生的移动。

💡 奇思妙想

大多数乐器通过引起某种振动来产生声音。例如，吉他和小提琴具有不同振动频率的弦。弦通过不同的长度、厚度、张力和材料来改变声音。喇叭和单簧管的声音是通过管内的空气振动产生的。

使用塑料或木质直尺可以制作出简单的乐器。将直尺平放在桌子上，使大部分尺面悬挂在边缘外。用手将尺子的一部分弯曲过边缘，然后快速松开，尺子会上下弹跳并产生声音。可以在桌子边缘上悬挂不同长度的直尺进行实验，将尺子发出的声音与尺子弹跳的频率进行比较。

❓ 科学揭秘

敲打烤盘产生声波（气压变化），导致保鲜膜振动，而保鲜膜的振动会使米粒移动。

声波以相同的方式振动鼓膜。在耳朵里，鼓膜连接着3块小骨头（锤骨、砧骨和镫骨）。因此，当鼓膜振动时，骨头也会振动。骨头将振动传递到内耳中的耳蜗，它是一种呈蜗牛状、充满液体的结构。耳蜗包含受体细胞，它会产生电信号，通过听觉神经将信号发送至大脑。

实验 37 声音振动器

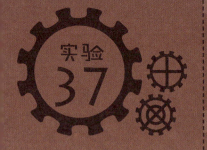

大脑事实

→ 过大的声音会损害耳蜗中的受体细胞,导致听力丧失。

→ 大象可以听到距离10公里远的其他大象发出的声音。

制造噪音吧!通过一些简单的声音振动器来探索听力。

实验用时

→ 30分钟

实验材料

→ 带盖的塑料容器(如胶卷筒、酸奶杯或塑料瓶)

→ 填充物(如干种子、生豆或生米、沙子、鹅卵石、硬币、大理石和石头)

→ 胶带

→ 装饰品(如贴纸、彩色纸和杂志剪贴画,可选)

实验步骤

步骤1:用干种子、生豆(或生米)、鹅卵石、沙子(或其他小物体)填充不同的容器,至容器的四分之一或一半(图1)。

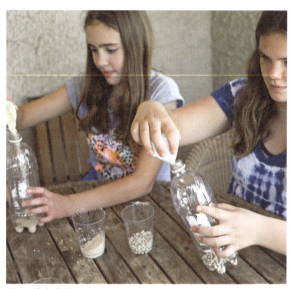

图1:填充容器。

步骤2:用盖子或胶带密封容器顶部,防止填充物掉出(图2)。

步骤3:用贴纸(彩色纸或杂志剪贴画)装饰容器(可选)。

步骤4:晃动容器(图3),比较不同材料产生的声音(图4)。

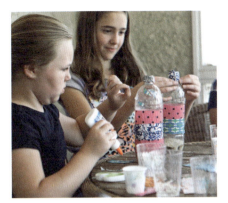

图2：密封顶部并装饰容器。

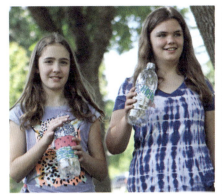

图3：晃动并比较声音。

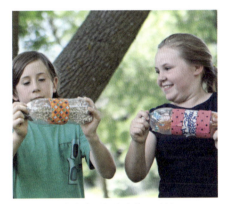

图4：不同的材料听起来有什么不同？

科学揭秘

这些振动器产生的声波引起了气压的变化。当声波进入耳朵时，它们会使鼓膜振动。鼓膜的振动使中耳内的3块相互连接的骨头移动。骨头移动引起螺旋形结构的耳蜗中包含的液体流动。耳蜗内部是一个膜，其受体细胞在移动时会发出电信号。这些电信号通过听觉神经传播到大脑。当信号到达大脑颞叶的听觉皮层时，就能够感觉到声音。

奇思妙想

使用声音振动器来玩一个猜谜游戏。别人能猜出你在不同容器中放了什么吗？你还可以使用相同的材料制作出两个类似的声音振动器，看是否有人能找到这两个匹配的声音。如果你要制作这种类似的声音振动器，确保在所有容器中放入材料的重量均相同，避免别人通过它们的重量来找到匹配的振动器。

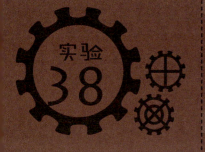

散步

实验 38

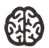

大脑事实

→ 狗哨能发出高频声音,狗(和猫)可以听到,但人类听不到。

→ 空气中声音的传播速度约为每小时1,235公里。

现在,是时候出去散步了。不要忘记带上你的实验日志。

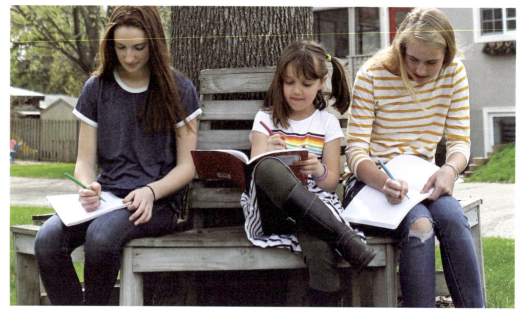

图5:你们听到了一样的声音吗?

实验用时

→ 30分钟

实验材料

→ 纸
→ 钢笔(或铅笔)

实验步骤

步骤1: 找一个散步的好地方,如公园、海滩或商场(图1)。

步骤2: 仔细听(图2)。

步骤3: 记录下听到的所有声音(图3)。

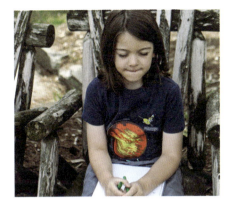

图1：找个好地方坐下来。

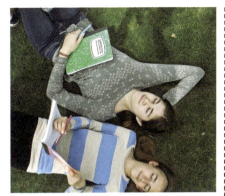

图2：仔细听。

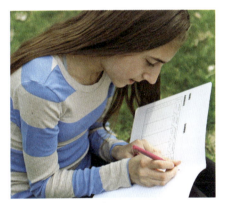

图3：记录你听到的声音。

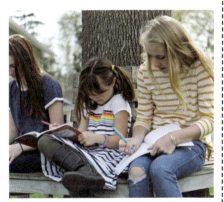

图4：比较每个人听到的声音。

科学揭秘

我们通常听到的声音只是环境中一小部分的声音。我们不可能关注周围发生的一切。很多在我们周围环境中发生的事情对我们来说并不重要，所以我们会忽略它。在本实验中，你需要关注你可能听不到的声音。

当一些对我们来说很重要的事情发生时，即使没有特别注意它，我们也会有所反应。例如，如果你在嘈杂的地方吃午餐并与朋友交谈，另一张桌子上有人说出了你的姓名，即使你没有参与他们的谈话，你也可能会听到。

奇思妙想

邀请一些朋友一起散步，记录下他们听到的声音，可以单独或以小组形式进行。让每个人在规定的时间内写下他们听到的所有内容。另外，每个人必须待在特定的区域，如公园、操场或院子里。时间结束后，比较每个人的记录清单（图4），看看他们是否听到了相同的声音（图5）。

实验 39 左听听，右听听

有两只耳朵有多重要？比较使用一只耳朵和两只耳朵判断距离的能力。

大脑事实

→ 海豚和蝙蝠会发出声波，然后等待信号反弹回来，这称为回声定位。这些动物利用回声定位来寻找食物并在环境中移动。

→ 声音的响度以分贝为单位。

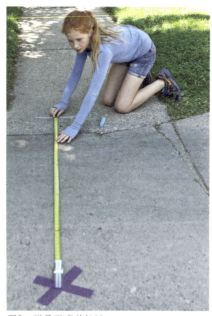

图2：测量距离并标记。

实验用时

→ 30分钟

实验材料

→ 胶带
→ 卷尺
→ 制造噪音的物品（如铃铛）
→ 记号笔

实验步骤

步骤1：用胶带在地面上做一个X的标记（图1）。

步骤2：以X为起点，在每隔2米的距离处粘贴一条胶带（图2）。

步骤3：使用记号笔标记胶带与X之间的距离：2、4、6、8米等。

步骤4：让测试对象站在X标记上，闭上眼睛。

步骤5：你站在一条胶带的标记点上，面对测试对象（图3）。

步骤6：你摇响铃铛，测试对象必须马上说出你站在哪个标记处。

步骤7：尝试在不同的位置摇响铃铛，记录测试对象是否能够正确地判断出两人间的距离（图4）。

步骤8：重复实验，但这次让测试对象用手捂住一只耳朵。

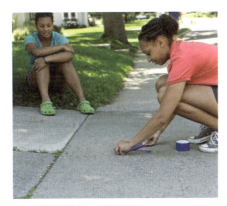
图1：用胶带制作一个X标记。

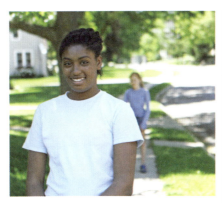
图3：站在一处标记上并摇响铃铛。

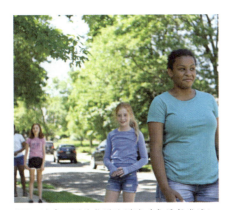
图4：站在不同的位置让测试对象反复尝试！

 ## 科学揭秘

大多数人会发现：在使用两只耳朵时，更容易定位声音。判断声音位置的能力受两个因素的影响。

首先，来自身体一侧的声音在该侧具有通向耳朵的直接路径，但是头部阻挡了另一侧的耳朵。因此，与声音源相同的一侧耳朵听到的声音比另一侧稍微大一些。

其次，声音进入两只耳朵的时间存在细微差别。大脑能够利用这个时间差来帮助定位声音。

当一只耳朵闭合时，大脑无法感知两只耳朵的声音响度差异或者声音到达两只耳朵的时间差异。因此，当一只耳朵被捂住时，更难定位声音。

 ## 奇思妙想

通过改变被试听声音的方式来探究声音定位所涉及的因素。当被试试图识别声音的位置时，请让他们背向你或转向一侧。再比较用一只和两只耳朵识别声音位置的准确性的差异。

单元 9
睡眠和身体节律

生活中三分之一的时间都是在睡眠中度过的，我们在睡眠中是无法感知周围的环境的。如果不用睡觉，不是很好吗？我们可以做更多的事情。然而，睡眠对健康至关重要。没有良好的睡眠，人们会感到焦虑和疲倦，并且很难做出正确的抉择。

身体和大脑内都有一个24小时循环的内置时钟。在24小时内，不同的身体系统从活跃变为平稳。注意力、心率、体温和激素水平只是遵循日常身体节律的众多功能中的一小部分。

本单元中的实验将让你探索自己、其他人和动物的生物节律的起伏。这些实验中使用的方法和材料很简单，但都要求你仔细观察。在研究的同时，尽可能详细地记录下你的行为和观察结果。在自然环境中对他人进行研究时，请不要以任何方式去打扰或影响他们。

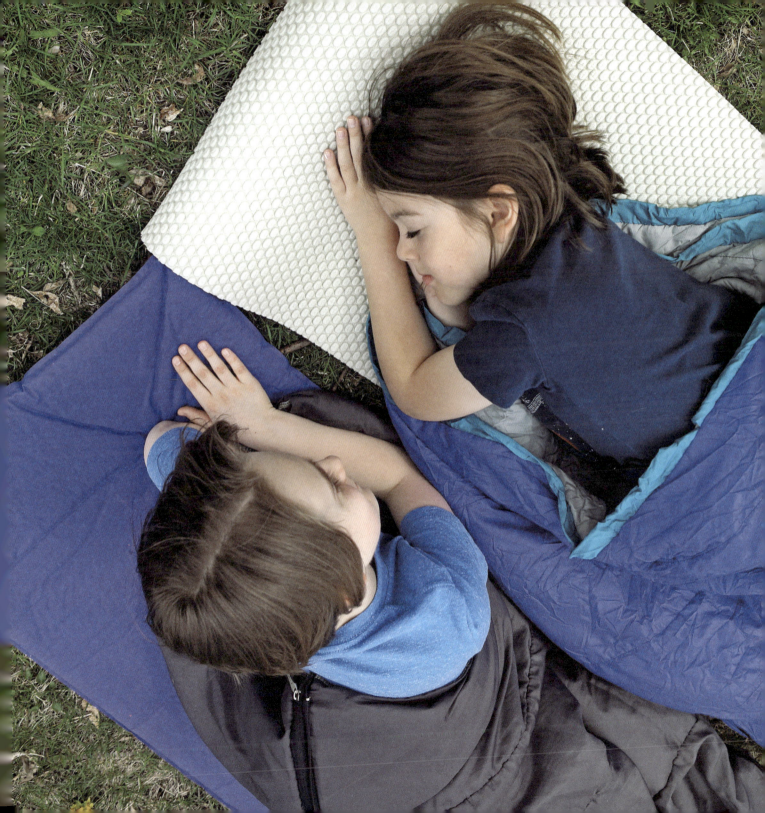

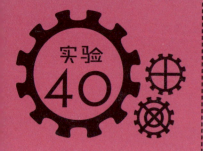

实验 40

睡眠日志

睡眠日志可以记录你的睡眠行为和每晚所梦,是一种研究睡眠的好方法。

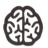 **大脑事实**

→ 人类每天睡 8 个小时左右。长颈鹿每天只睡 2 个小时左右,棕色的蝙蝠每天睡 20 个小时左右。

→ 失眠是一种常见的睡眠障碍。

→ 本杰明·富兰克林(Benjamin Franklin)写道:"早睡早起,使人健康、富裕、聪明。"[5]

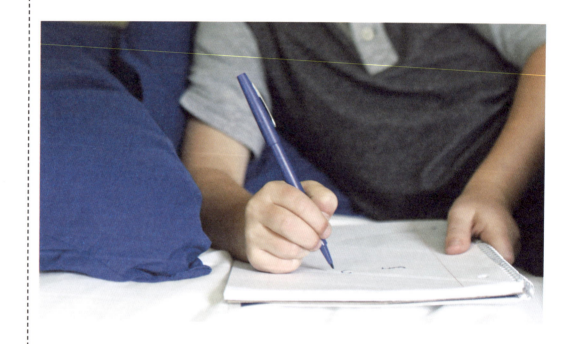

实验用时

→ 每天几分钟,持续至少 1 周

实验材料

→ 钢笔(或铅笔)
→ 实验日志

实验步骤

步骤 1:将笔和实验日志放在床边(图 1)。

步骤 2:睡觉(图 2)。

步骤 3:当你醒来时,立即记录你记住的梦到的所有内容。

---

5 B. Franklim, Poor Richard's Almanack, 1758.

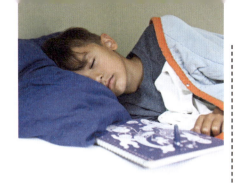

图1：将笔和实验日志放在床边。

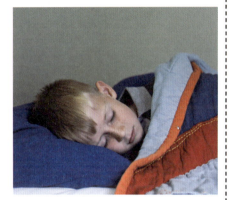

图2：睡觉。

科学揭秘

当你醒来时最好立即记录下你的梦，因为梦的内容和细节会随着时间的推移而消失。经过几个晚上的练习，你应该能更好地记住你梦中所发生的事情。

入睡时，大脑会经历一个常规的电活动模式。神经元就像小电池一样产生少量的电。睡眠研究人员可以通过将电极连接到人的头皮记录这种脑活动（脑电波）。一台叫做脑电图（EEG）的机器可以放大和记录电信号。

当一个人醒着时，脑电图的活动模式是小幅度、高频率的。当一个人入睡后，脑电图模式减慢，波幅增加。然后脑电图模式循环回到更小的幅度，更高的频率。一个人睡着后大约90分钟左右，从脑电图模式来看，他好像是醒着的，但是他的肌肉此刻是处于"瘫痪"状态的。而正是因为脑电图模式显示这个人处于苏醒状态，所以这个阶段被称为"反常睡眠"。但因为肌肉处于"瘫痪"状态，一个人在反常睡眠中是不能动的。大部分的梦都出现在反常睡眠中，这一睡眠也称为快速眼动（REM）睡眠，因为这个时候，睡眠者的眼睛会来回不停地移动。

奇思妙想

试着记住你的梦是否有颜色并记下尽可能多的细节。你甚至可以记录你的情绪、你去过的地方、以及你梦中出现的人的名字。回顾一下你的做梦记录，看看你清醒时是否发生了一些事情，导致你做了这样的梦。

你可能想要了解影响你做梦的因素是什么。例如，比较一下，当你以良好的心情入睡，或者当你感到压力和焦虑时入睡，这两者梦的内容有何区别。你睡觉的时间和季节也可能影响你的梦，所以不要忘记记录你什么时候关灯、星期几和几月几日。收集了许多梦的记录后，返过来再研究你的日志，查看你的睡眠质量和梦的细节有什么变化。

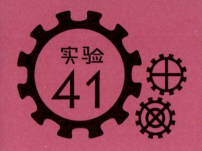

实验 41 快速眼动睡眠监测

观察睡觉的人，检测他们何时处于快速眼动（REM）睡眠中。

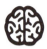 **大脑事实**

→ 梦可以在 REM 睡眠之外发生，但最激烈的梦发生在 REM 睡眠期间。

→ 新生婴儿每天最多可睡 16 小时，大约有一半时间在 REM 睡眠中。

→ 海豚、鲸鱼和一些鸟类每次只用一半大脑睡觉。

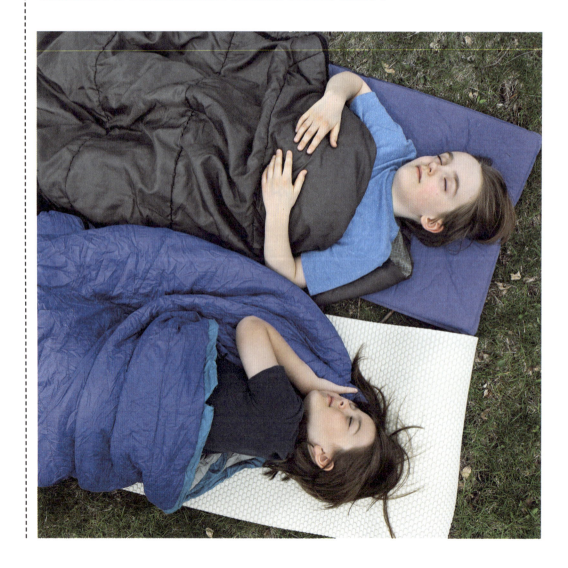

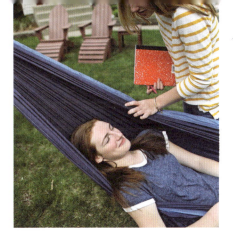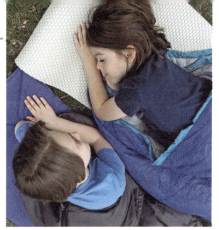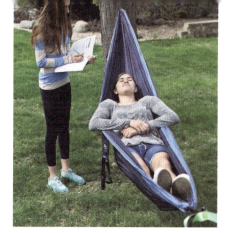

图1：练习如何观察眼球运动。

图2：观察闭合的眼睛，眼球从一侧移动到另一侧时会发生什么。

图3：当测试对象睡着时，观察他们的眼球运动。

实验用时

→ 30 分钟

实验材料

→ 睡着的测试对象（如家庭成员或朋友）

安全提示

→ 保持安静，不要叫醒你正在观察的人（或动物）。

实验步骤

步骤 1：通过让测试对象闭上眼睛来练习如何观察眼球运动（图 1）。

步骤 2：让他们把眼球从一侧移到另一侧（图 2）。

步骤 3：注意在测试对象的眼睑后面会有一个小凸起的移动。

步骤 4：当测试对象睡着时，观察他们的眼球运动（图 3）。

科学揭秘

快速眼动（REM）睡眠是大多数梦发生时的睡眠阶段。睡眠研究人员使用昂贵的电子设备监测脑电波以检测 REM 睡眠，但本实验仅使用你的观察能力。当人们进入 REM 睡眠时，他们的眼球会来回移动。即使测试对象的眼睛闭合，你也能够看到这种眼球运动。在实验中你要保持耐心，因为人们入睡后可能需要 90 分钟才能进入 REM 睡眠状态。此外，一个 REM 周期可能仅持续几分钟。

奇思妙想

所有的动物都会休息或睡眠。观察宠物或动物园里的动物是如何睡觉的。你可能会注意到：动物的眼睛在 REM 期间的移动或在其他睡眠阶段的肌肉运动。

单元 9 睡眠和身体节律

实验 42 小勺睡眠测试

大脑事实

→ 在 REM 睡眠期间不会发生梦游；人们在梦游的时候不会做梦。

→ 发作性嗜睡病是一种睡眠障碍，症状是当人处于苏醒状态时，REM 睡眠突然开始。

你需要多长时间才能入睡？睡眠研究员威廉·C·德门特（William C. Dement）博士建议用一种简单的方法来测量入睡的时间。[6]

实验用时

→ 30 分钟

实验材料

→ 大盘子
→ 实验日志
→ 铅笔（或钢笔）
→ 时钟（或计时器）
→ 金属勺子

实验步骤

步骤 1： 将盘子放在靠近床边的地板上。

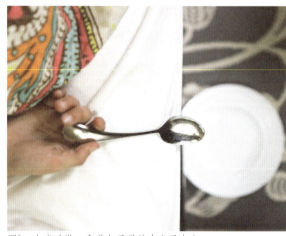

图1：上床睡觉，拿着勺子举放在盘子上方。

步骤 2： 在实验日志上记下你上床睡觉的时间。

步骤 3： 上床睡觉，用一只手拿着金属勺子放在盘子上方（见图1）。

步骤 4： 入睡（图2）。

步骤 5： 如果被勺子撞到盘子的声音惊醒，在日志上记下时间（图3）。

步骤 6： 重复实验，再将勺子举放在盘子上，接着回去睡觉。

---

6 W. C. Dement, C. C. Vaughn. The promise of Sleep: A Pioneer in Sleep Medicine Explores the Vital Connection Betreen Hedth, Happiness, and a good Night's Sleep. New York: Delacorte Press, 1999.

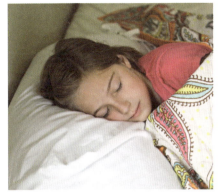 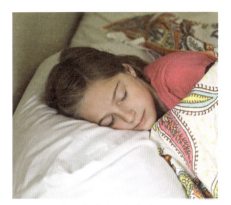 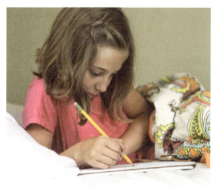

图2：入睡。　　　　　　　　　　图3：记录勺子掉落吵醒你的时间。　　　　图4：计算入睡时间和勺子掉落之间的时间间隔。

步骤7：早上，计算你上床睡觉的时间和你听到勺子声音醒来的时间之间的间隔（图4）。这段时间差就是你的睡眠潜伏期。例如，如果你在晚上9点05分上床睡觉，然后勺子在晚上9点21分把你弄醒了，你就花了16分钟来入睡。

 科学揭秘

当你入睡时，你的肌肉会松弛，勺子就会从你的手中掉出来。勺子撞到盘子上的噪音会吵醒你。当然，如果勺子没有掉到盘子里，你可能不会醒来。如果发生这种情况，请为勺子提供更大的目标区域，例如更大的金属托盘。

 奇思妙想

大多数人在关灯上床睡觉后的10～20分钟就睡着了。如果人们入睡太快，可能意味着他们睡眠不足。入睡困难的人可能会难以放松、感到焦虑或有时差。喝太多咖啡或其他含有咖啡因的饮料也会影响一个人入睡的能力和睡眠质量。

调查你的情绪和行为是如何影响你的睡眠潜伏期的：在你入睡之前，记录你的感受以及白天摄入咖啡因的时间（如苏打水或巧克力），测量你的睡眠潜伏期，比较你在不同情绪下以及当你摄入不同量的咖啡因时入睡所需的时间。

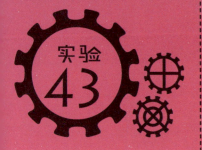

体温

大脑事实

→ 人体的正常体温为37摄氏度，但根据一天中的不同时间，它可以变化约1摄氏度。

→ 狗的正常体温为38.6摄氏度。

→ 当一个人变得太热时会发生中暑，而当一个人变得太冷时会发生低体温症。

所有动物都有一个内置时钟来控制它们的行为。保持日常模式的身体节律被称为昼夜节律。一个易于追踪的昼夜节律是你自己的体温。

实验用时

→ 每天数次，每次5分钟

实验材料

→ 数字温度计
→ 钢笔（或铅笔）
→ 实验日志
→ 方格纸

安全提示

→ 请勿使用含有液体的温度计。
→ 确保知道如何正确地使用数字温度计。
→ 每次使用后仔细地清洗温度计。

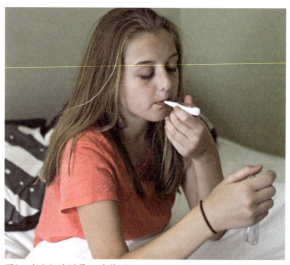

图1：每2小时测量一次体温。

实验步骤

步骤1： 当你醒来时，在舌头下放一个数字温度计来测量体温。在实验日志上记录时间和温度。

步骤2： 从早上起床到晚上睡觉，每隔2小时测量一次体温（图1）。如果你无法每2小时测量一次，那么只需尽可能地经常测量。

步骤3： 在量体温之前，不要吃或喝任何东西。确保每次都以相同的方式测量温度（图2）。

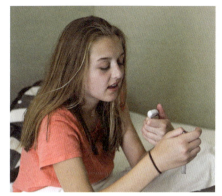

图2：每次以相同的方式测量体温。

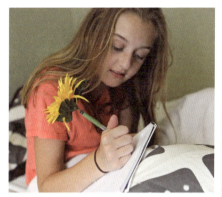

图3：记录你的体温。

步骤 4：收集完一整天的数据后（图3），在方格纸上绘制体温图表（图4），时间为 x 轴，体温为 y 轴。

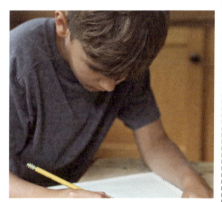

图4：绘制体温图表。

 科学揭秘

一个人的体温通常表现为每日周期循环。大多数人在下午的体温最高，清晨的体温最低。体温还取决于一个人的年龄、活动和压力水平。

被称为下丘脑的大脑区域有助于调节体温。下丘脑接收有关皮肤温度的信息，并有自己的传感器检测血液温度。下丘脑可以向全身发送信号，以控制出汗、颤抖和血管直径，使体温保持在正常范围内。如果皮肤温度低，下丘脑会自动发出信号阻止出汗，减少血液流向皮肤，并开始颤抖。如果一个人太热，那么下丘脑会发出信息，开始出汗并增加皮肤的血流量。

 奇思妙想

将这个体温实验与实验14结合起来。测量抓住尺子的反应时间，并将抓住尺子的时间与体温结合在一起绘制图表。体温和反应时间之间是否存在相关性？

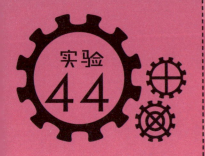

实验 44 一日节律

大脑事实

→ 昼夜节律（Circadian）一词来自拉丁语，意思是"大约一天"。

→ 视交叉上核含有约20,000个神经元。

→ 当昼夜节律中断时，会出现时差。

追踪动物全天活动的节奏。

实验用时

→ 全天

实验材料

→ 研究对象（狗、猫、鱼或其他动物）
→ 时钟
→ 实验日志
→ 铅笔
→ 计时器
→ 方格纸

实验步骤

步骤1： 确定以哪些动物作为研究对象。你可以选择宠物作为观察对象，因为它们便于长时间观察（图1）。

步骤2： 每隔2小时（如果愿意，可以更频繁）观察一次你的研究对象，每次5分钟（图2）。

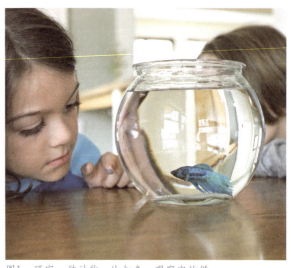

图1：研究一种动物，比如鱼，观察它的循环模式。

步骤3： 在实验日志里，记录一天中进行观察的时间。

步骤4： 使用计时器测量研究对象在5分钟内完成不同行为所花费的时间。例如，测试对象可能花了1分钟喝水，花了4分钟四处走动，或者可能花了5分钟睡觉。

步骤5： 在实验日志里，记录测试对象花费在每种行为上的时间。

步骤6： 观察时，请勿打扰测试对象。

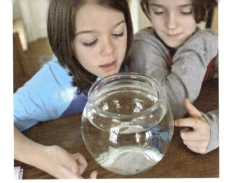

图2：每隔2小时检查一次。

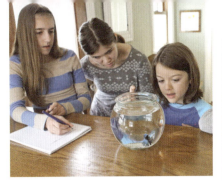

图3：绘制每种行为所花费的时间。

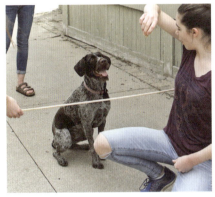

图4：你能观察其他动物吗？

步骤7： 为一天中不同时间内每种行为所花费的时间总量（图3）绘制图表，x轴是一天中的时间，y轴是在不同行为中花费的时间。

步骤8： 连续数天做记录。

 科学揭秘

在本实验中，你研究了自然环境中的动物行为。这种类型的研究被称为自然观察。通过检查所做的图表，你可能会发现某些行为在一天中的某些时候更常出现。动物行为遵循一种被称为昼夜节律的规律模式。常见的昼夜节律是睡眠，但激素、神经递质、心率、饥饿和体温也呈现出以24小时为循环单位的规则模式。

视交叉上核是下丘脑的一部分，是大脑中协调所有昼夜节律的关键区域。这个大脑区域接收来自眼睛的信号。来自太阳的光对于调节视交叉上核的活动和每天设定体内时钟非常重要。除了光，运动、压力、药物和其他因素也会影响日常活动的节奏。

 奇思妙想

你是早晨的云雀还是夜猫子？换句话说，你是否会在早上警醒并准备好做什么，或者在晚上感觉最好？通过记录每小时的感受来探究你的警觉级别。如果你感到专注和警觉，给自己3分，如果你感到疲倦和不专心，给自己1分。如果你觉得在专注和疲惫之间，记录2分。

单元 10

记 忆

记忆让你成为独一无二的自己。记忆让你了解生活中的人、事、时间、地点和原因。没有过去的记忆和创造新记忆的能力，你会发现日常生活举步维艰。

记忆的产生会经历三个阶段。首先，信息被存储在感觉受器中的时间不到1秒钟。如果投入注意力，这些信息会被传递到短期（工作）记忆中。短期记忆的容量是有限的，因为它一次只能储存少量信息。但是，如果短期记忆中的信息不断重复并具有意义，则可以输入长期记忆永久存储。

长期记忆有两种基本类型：陈述性记忆和程序性记忆。陈述性记忆是关于姓名、事实和日期的记忆。程序记忆是对技能的记忆，例如如何骑自行车或投篮。大脑存储陈述性记忆和程序性记忆的方式不同，有脑损伤的人可能会出现一种记忆障碍，而另一种记忆正常。

在以下实验中，你将研究如何形成和回忆记忆。实验将让你探索所看所听和所感事物的短期记忆。你也会尝试影响他人的记忆。这些实验表明记忆可以被增强，并且可以随着时间改变。

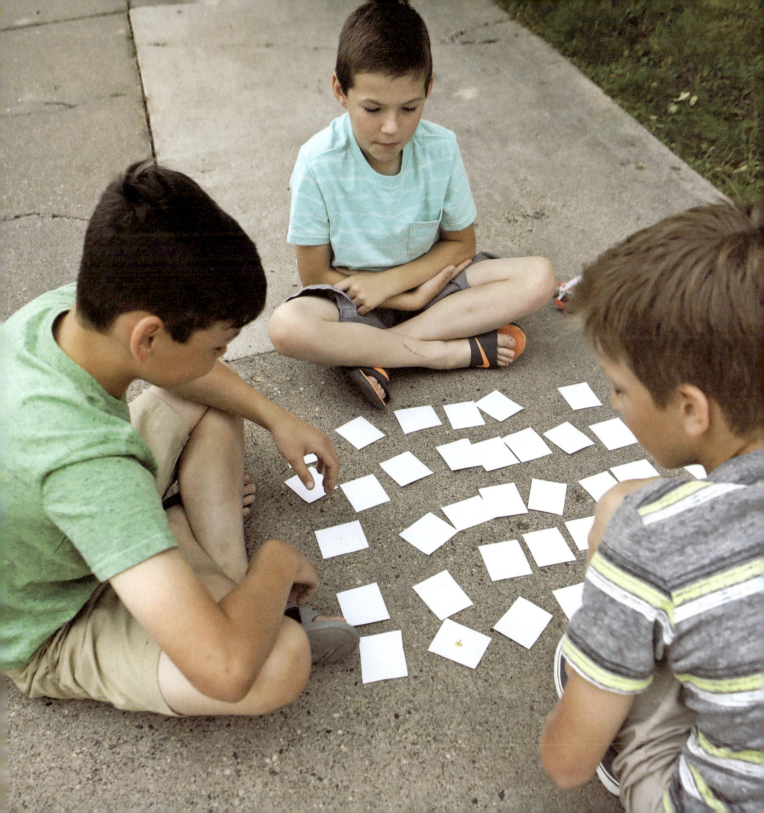

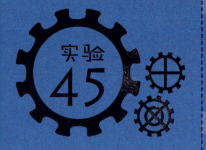

实验 45

看得见，看不见

使用常见物品来测试你的短期记忆吧！

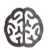 **大脑事实**

→ 短期记忆也被称为工作记忆。

→ 逆行性遗忘是指，受伤前发生事件的记忆丧失；顺行性遗忘是指无法形成新的记忆。

→ 患有阿尔茨海默病的人逐渐失忆，难以记住新信息。

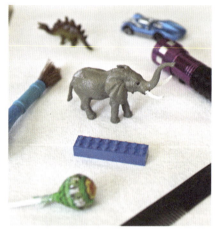

图1：在托盘（或盘子）上放10～20件物品。

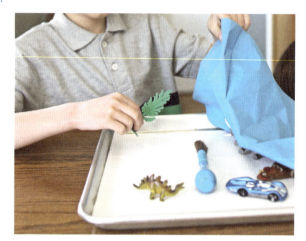

图2：用布（或毛巾）盖住物品。

实验用时

→ 30分钟

实验材料

→ 20件小物品（如橡皮擦、铅笔、硬币、玻璃弹珠等）

→ 托盘（或盘子）

→ 用布（或毛巾）盖住托盘

→ 计时器

→ 提供给测试对象的纸和铅笔

实验步骤

步骤1：将物品放在托盘上（图1）。

步骤2：用布盖住托盘（图2）。

步骤3：向测试对象解释，希望他们在1分钟内尽可能多地记住托盘上的物品（图3）。

步骤4：打开托盘上的布（或毛巾），然后开始计时。

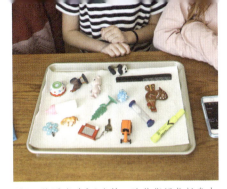

图3：给测试对象1分钟，让他们记住托盘上的物品。

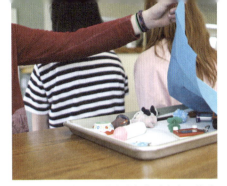

图4：盖住托盘，让测试对象转过身去，然后取出一件物品。

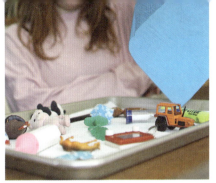

图5：让测试对象转回来，说出哪件物品被拿走了。

步骤5：1分钟后，盖住托盘，让测试对象写下他们能记住的所有物品。

 奇思妙想

在本实验中只使用了20件物品。你可以通过增加物品的数量或减少记忆的时间，来增加测试的难度。此外，在测试对象第一次记忆物品后的一天、一周或一个月后，再次让他们回忆，以了解是否有物品成为了他们的长期记忆。本实验的另一种方法是让测试对象记住物品，然后从托盘中取出一个或多个物品（图4）。之后向测试对象展示托盘，询问他们是否知道哪件物品被拿走了（图5）。

本实验还可用于测试使用触觉记忆物品的能力。如果想要用这种方式进行实验，请参考实验34：在盒子里放20件物品，测试对象不能看到任何物品，他要将手放在盒子内，通过触摸来记住这些物品。比较使用视觉和触觉来记忆的能力。

 科学揭秘

要记住一些事情，你必须先注意。这会将信息传输到短期记忆中。如果没有重复和训练，信息只会在短期记忆内停留一小段时间，也许是10～20秒。此外，信息容量也是有限的。一些研究表明，短时记忆的最高容量是7个事件。

大脑区域中的海马体对于将短期记忆转化为长期记忆至关重要。海马体有损伤的人可以记住刚刚发生的事件，但如果没有不断重复，就会遗忘。如果记忆是在海马体受损之前存储的，那么这种记忆就不会丢失。

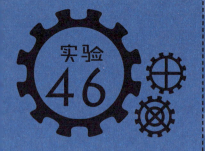

实验 46

神经元电话

你对文字的记忆如何？通过玩神经元电话游戏来找出答案吧！

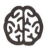 **大脑事实**

→ 似曾相识就是感觉刚刚发生的事情在曾经某一刻也发生过。

→ 充足的睡眠对于将短期记忆转为长期记忆至关重要。

→ 电影《海底总动员2》中的多莉有顺行性失忆症：她无法形成新的记忆。

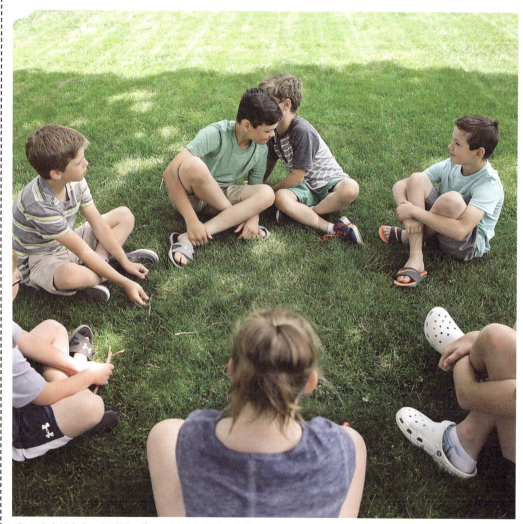

图1：大家围坐成一个圆圈，第一个开始的人说一个词。

124　给孩子的脑科学实验室

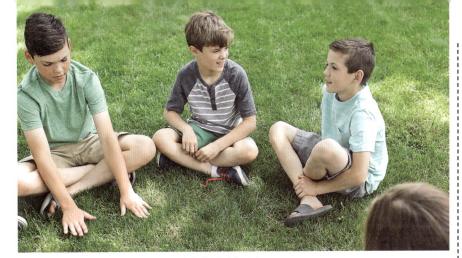

图2：后面每个人都要加一个词，继续绕着圆圈传下去。

实验用时

→ 30 分钟

实验材料

→ 一组测试对象

实验步骤

步骤 1：一组测试对象围坐成一个圆圈。第一个人说出一个关于大脑、神经细胞或感官的词。例如，可以说"神经元"（图1）。

步骤 2：第二个人必须说出"神经元"，并添加一个新的有关大脑的词，如"视网膜"（图2）。

步骤 3：第三个人必须说出"神经元、视网膜"并再添加另一个词，例如"皮质"。

步骤 4：游戏一直继续，直到有人忘记前面某个词为止。

 ## 科学揭秘

本实验主要探索听觉记忆。听觉记忆包括辨别声音、处理信息、储存信息以及回忆信息的能力。声音进入耳朵，听觉受体将电信号发送到大脑。大脑必须理解这些信号，储存信息，然后在必要时重新回忆。

实验中每次加入新的词语时，大脑必须存储新的信息。重复这些词有助于将信息保存在短期记忆中。但是，短期记忆容量有限，无法存储太多词语。

 ## 奇思妙想

在本实验中，你可以避免使用一些拗口的词，而选择使用更常见的单词、数字、字母或颜色。你甚至可以重复已经说过的词语来增加实验的难度。

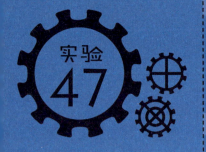

实验 47

记忆植入

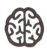

大脑事实

→ 神经学家有时会在法庭诉讼期间提供专家证言,以表达他们对证人记忆的观点。

→ 研究人员正致力于开发一种能够消除特定记忆的药物。

→ 适度运动可以降低患阿尔茨海默病的风险。阿尔茨海默病是一种导致记忆问题的大脑疾病。

有时,大脑会构成自己的记忆。在本实验中,你将为其他人植入记忆。

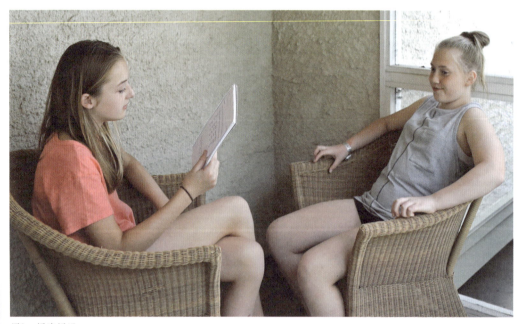

图1:阅读词语。

实验用时

→ 30 分钟

实验材料

→ 词语列表

实验步骤

步骤1:告诉测试对象,他们要记住你读出的20个词语。

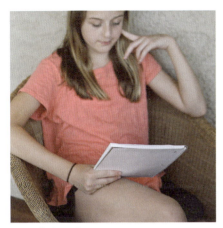
图2：等待5分钟。

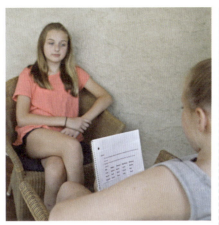
图3：询问测试对象是否记得"睡眠"这个词。

 科学揭秘

测试对象可能会说他们记得"时钟、梦境和睡眠"这三个词。但是哪些词是真正出现过的呢？"时钟"和"梦境"是正确的，但"睡眠"这个词并未出现。只是与睡眠有关的词语被植入了记忆中，导致测试对象以为"睡眠"这个词出现过。

这个实验表明，记忆不像计算机或录音机上的信息那样被精准地存储在大脑中。相反，记忆可能受到大脑接收的其他事件和信息的影响。记忆也可以随着时间的推移而改变。例如，过去发生的事件的细节可能难以回忆，你可能不确定实际发生了什么。这对法官、律师和陪审团来说尤为重要，因为他们在审判案件时必须权衡目击证人的证词。

步骤2：向测试对象读以下词语，每秒约一个词（图1）*：

| 床 | 枕头 | 毯子 | 夜间 | 床垫 | 时间 | 梦境 | 房间 | 疲倦 | 床单 | 昏昏欲睡 |
| 休息 | 黑暗 | 时钟 | 午睡 | 瞌睡 | 安静 | 小睡 | 婴儿床 | 哈欠 | | |

步骤3：等待5分钟（图2），然后询问测试对象是否记得"时钟"这个词？是否记得"梦境"这个词？是否记得"睡眠"这个词（图3）？

 奇思妙想

制作自己的词语列表，尝试为别人创造虚假的记忆。你的词语可以关于运动、假期或地点，而且要不少于20个。

*编者注：原实验中的词语为英语单词。

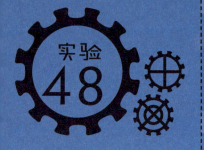

实验 48 现在或以后

大脑事实

→ 助记符是便于人们记忆信息的技巧。例如，名称"ROY G. BIV"是一种帮助我们记忆可见光谱中颜色的简单方法：红色（R）、橙色（O）、黄色（Y）、绿色（G）、蓝色（B）、靛蓝（I）和紫色（V）。

→ "分块记忆法"是一种记忆策略，指的是将多个项目按一定的规则拆分到不同的单元中。例如，8 个单独的数字 16452013 可以被分解成为两部分：1645 和 2013。

来探索词语的顺序如何影响词语记忆的吧！

实验用时

→ 30 分钟

实验材料

→ 词语列表
→ 供测试对象使用的纸和笔

实验步骤

步骤 1：告诉测试对象你将读出一系列词语，他们要尽可能多地记住这些词语。

步骤 2：以每秒一个词语的速度，将以下 20 个词语读给测试对象听（图 1）*。

猫	苹果	球	树	广场
头	房子	门	盒子	汽车
国王	锤子	牛奶	鱼	书
胶带	箭头	花	钥匙	鞋子

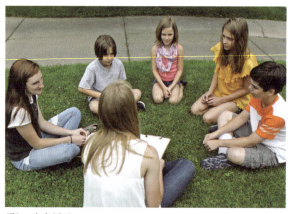

图1：读出词语。

步骤 3：读完词语后，让测试对象写下他们能记住的词语（图 2）。

步骤 4：将测试对象写下的词语收集起来。

步骤 5：为每个词语进行编号，并进行分析。第一个词语（猫）编号为"1"，下一个词语（苹果）为"2"，依此类推。

步骤 6：绘制图表，统计每个词语被所有测试对象记住的次数（图3）。

---

* 编者注：原实验中的词语为英语单词。

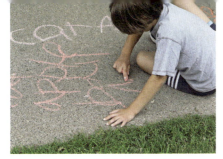
图2:让测试对象写下他们记住的词语。

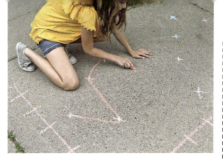
图3:绘制图表。

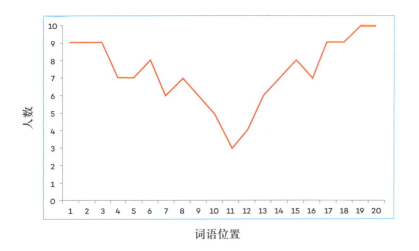

步骤 7：上图显示了词语系列位置的记忆曲线。x 轴是每个词语出现的位置，y 轴是记住这个词语的人数。在这个图表中，有 9 人记得前三个词语，但只有 7 人记住了第四个词语。

科学揭秘

本实验得出的结果通常和本页上的图表相似。这种图形被称为系列位置曲线。开头和结尾读取的词语比中间读取的词语更容易被记住。系列位置曲线表明有两种类型的记忆更容易被记住：一种是最后读的词语更容易被记住，因为它们仍处于短期记忆中，这被称为近因效应，因为这些词语是最近期听到的；对于开头读到的词同样也容易被记住，因为它们成为了长期记忆，这被称为首因效应。

列表中的某些词语也可能很容易让人回忆起来，因为它们具有特殊含义。例如，如果某人有一条宠物鱼并听到"鱼"这个词，他可能就会记住这个词，因为这让他想到了自己的宠物。

奇思妙想

如果测试对象可以记住所有 20 个词语，那么可以再增加 10 个词语来提高实验难度。还可以尝试观察一组新的测试对象，在他们记忆的时候分散他们的注意力。例如，使用相同的词语，但在读完词语后让测试对象从 100 开始倒数三次，每次 15~30 秒，以此分散他们的注意力。将两次的实验结果绘制成图表，比较分散注意力组与未分散注意组之间的差异。

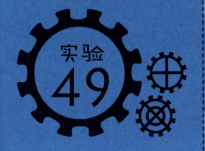

购物清单

大脑事实

→ 对于过去强烈的回忆可能会被某种特定气味触发，这种气味可能与很久以前发生过的事有联系。

→ 当一个事件引起强烈的情绪时，往往会形成强烈的记忆。

→ 对头部的打击不会让患有失忆症的人恢复记忆。

下次去商店时，你可能不再需要购物清单了，因为你会记住它。

实验用时

→ 30 分钟

实验材料

→ 铅笔（或钢笔）
→ 纸

实验步骤

步骤 1：在去商店之前，制作一份需要购买的食物清单（图 1）。

步骤 2：反复阅读清单，记住清单上的物品。

步骤 3：带着清单去商店（图 2）。

步骤 4：到达商店后，在购物时回想清单上的物品，不去查看清单（图 3）。

步骤 5：完成购物后，在离开商店之前，检查清单（图 4），确保没有忘记购买任何东西。

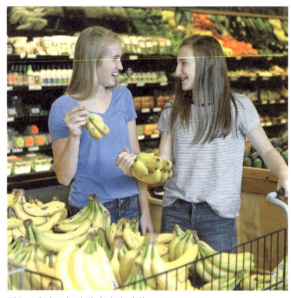

图3：通过回忆清单内容来购物。

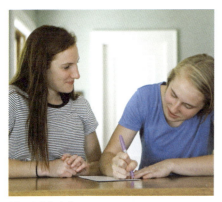 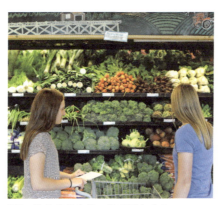 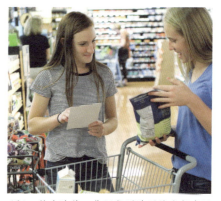

图1：列出清单。

图2：随身携带清单，但不要查看它。

图4：检查清单。你记住要购买的全部商品了吗？

奇思妙想

"串联记忆法"是一种记忆策略，有助于记住一连串的词语。这种记忆方法要求在头脑中形成一幅场景，然后将词语联系起来。这个场景最好是特别的。假设购物清单上的前四项是苹果、面包、番茄酱和鸡蛋，一个特别的场景可能是4个苹果和一片面包组成了一张桌子（苹果是桌腿，面包是桌面）。下一个场景可能是面包片裹住了1罐番茄酱，番茄罐打破了鸡蛋。你所要做的就是记住清单中的第一个词语，然后想起其他词语的场景图。

科学揭秘

你还记得购物清单上的所有东西吗？训练或重复清单上的词语有助于将短期记忆转为长期记忆，但在过程中你有可能忘记了一些内容。一些科学家认为是由于新信息干扰了旧信息而导致遗忘。当大脑中的记忆通路丢失时，也可能发生遗忘。记忆仍然存在于大脑中，但很难回忆起来。

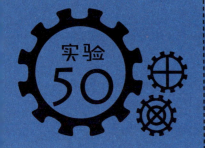

实验 50

词语记忆

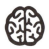

大脑事实

→ 一个20岁的成年人(母语为英语)能掌握约42,000个词语。[7]

→ 随机词语记忆的世界记录保持者是西蒙·莱因哈德(Simon Reinhard)。2010年,在15分钟速记后,他正确地回忆出了300个词语。

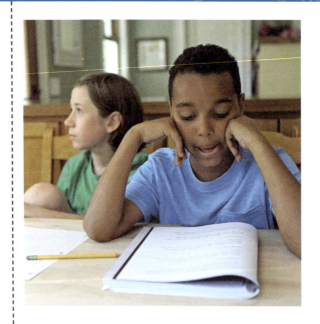

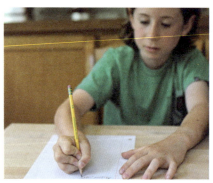

图1:向测试对象读出词语,让他们写下记住的词语。

有些词语比其他词语更容易记住,特别是对此那些你很难将它们在脑海中描绘出来的词语。在本实验中,你将测试记住具体、抽象和无意义词语的能力。

实验用时

→ 30分钟

实验材料

→ 词语列表
→ 供测试对象使用的纸和笔

实验步骤

步骤1:告诉测试对象,你会向他们读出一连串词语,他们要尽可能多地记住词语。

---

7 M. Brysbaert, M. Stevens, P. Mandera和E. Keuleers, 2016年。

132 给孩子的脑科学实验室

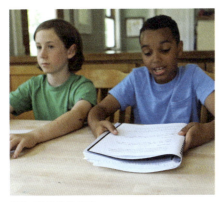
图2：读出抽象词语。

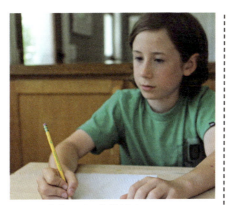
图3：让他们写下记住的词语。

步骤 2：以每秒一个词的速度向测试对象读出具体词语组。

步骤 3：读完词语之后，让测试对象尽可能多地写下他们记住的词语（图1）。具体词语组为*：

| 苹果 | 窗户 | 婴儿 | 鸟 | 鞋子 | 蝴蝶 | 铅笔 | 玉米 | 花 | 丝带 | 锤子 | 房子 |
| 钱 | 椅子 | 海洋 | 汽车 | 岩石 | 书 | 桌 | 箭头 |

步骤 4：以每秒一个词的速度向测试对象读抽象词语组（图2），然后让他写下尽可能多的词语（图3）。抽象词语组为：

| 愤怒 | 怜悯 | 乏味 | 理论 | 希望 | 努力 | 命运 | 自由 | 正义 | 幸福 | 荣誉 |
| 概念 | 想法 | 利益 | 知识 | 信仰 | 情绪 | 道德 | 机会 | 真相 |

步骤 5：以每秒一个词语的速度向测试对象读无意义词语组，然后让他们记下尽可能多的词语。无意义词语组为：

| 问言 | 飞林 | 冠邦 | 沙瑛 | 泥为 | 行运 | 纳俊 | 包米 | 房进 | 以伟 | 桂皮 |
| 商英 | 买放 | 无河 | 柴舟 | 贯皮 | 务生 | 牛月 | 门绿 | 寸永 |

步骤 6：统计被试记住的每种词语列表上的词语的数量。

----
* 编者注：原实验中的词语为英语单词。

 科学揭秘

大多数人发现：在物理世界里真实存在的具有真实结构的词语（具体词语）比难以描绘的词语（抽象词语和无意义词语）更容易记忆。具体性是指能在脑海中描绘出具体形象的能力。例如，每个人都知道苹果的样子，但他们可能无法描绘出"真理"一词的画面。词语的含义也对能否被记住有帮助。无意义的单词没有任何含义，因此比具体词语和抽象词语更难记住。

 奇思妙想

制作属于自己的词语列表，以研究词语能影响记忆的其他特征。例如，制作一个包含多个音节的长词语列表和另一个只有一个音节的短词语列表。哪个列表更难记住？

单元 10 记忆

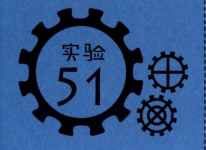

实验 51

位置记忆

使用本实验测试你对位置的记忆能力。

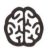 大脑事实

→ 海马体（hippocampus）这个词来自希腊语，意思是"马"和"海怪"，因为该大脑结构类似于海马。

→ 对伦敦街道和地点位置了如指掌的伦敦出租车司机的海马体大于常人的平均水平。[8]

8　E. A. Maguire, K. Woollett & H. J. Spiers, London Taxi Drivers and Bus Drivers: A Structural MRI and Nenropsychological Analysis [J], Hippocampus 16 (2006)：1091–1101.

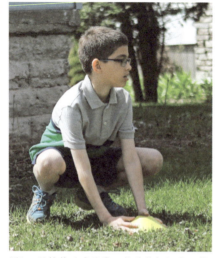

图1：用粉笔（或胶带、锥状物标记出一块较大的开放区域。

实验用时

→ 30分钟

实验材料

→ 粉笔（或胶带、锥状物）
→ 眼罩
→ 网球
→ 计时器

实验步骤

步骤1：找一个没有障碍物的大型开放区域或房间。

步骤2：用粉笔（或胶带、塑料锥状物）标记出一块大面积的游戏区域（图1）。

步骤3：蒙住测试对象的眼睛（图2）。

步骤4：将网球放在游戏区域内的某处（图3）。

步骤5：让测试对象找到网球（图4）。

步骤6：宣布"开始"，同时启动计时器开始测试。

步骤7：如果在室内，请确保测试对象不会碰到任何家具或墙壁。

步骤8：当测试对象找到球时，停止计时。记录找球所需的时间。

步骤9：让测试对象回到初始位置。

步骤10：将网球放回初始位置。

步骤11：让测试对象再次找到球，并记录找球所需的时间（图5）。

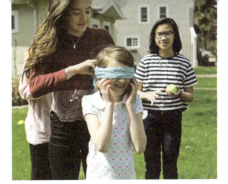
图2：蒙住测试对象的眼睛。

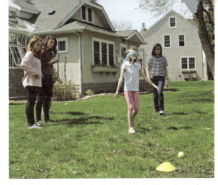
图3：在游戏场地内某处位置放置一个网球。

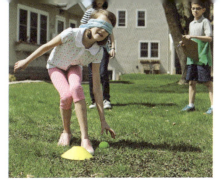
图4：让测试对象找出球，记录下找球需要的时间。

 科学揭秘

测试对象用于寻找球的时间应该随着实验次数的增加而减少。记住位置的能力被称为空间记忆能力。当人们探索他们所处的环境时，他们会在脑海中画出地图。海马体和大脑皮层部分是产生这些地图的重要区域。

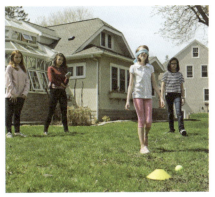
图5：让测试对象和球回归初始位置，再次重复实验。

步骤12：重复几次实验，然后比较在不同实验条件下找到球所花费的时间。在图表上绘制实验结果，x 轴是实验编号，y 轴是找出球所需的时间。

 奇思妙想

收集10种不同的小物品，如硬币、回形针、石块、橡皮擦和铅笔，把它们藏在家里的某处。列出这些物品及其位置的记录表清单。将清单放在信封中，然后将信封放在一个安全的地方。等待至少一周，然后尝试找到藏起来的物品。如果找不全所有物品，请打开信封并阅读记录表。

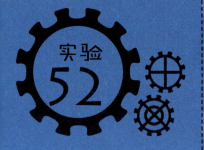

专注力游戏

大脑事实

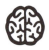

→ 莱昂纳多·达芬奇（Leonardo da Vinci, 1452–1519）被认为具有惊人的面部记忆能力，能够准确地绘制出只见过一次的人的画像。

→ 当你觉得你知道答案，但却无法明确地记住和表达时，你就正在经历"舌尖现象"。

通过玩专注力游戏来测试你记住位置的能力吧！

实验用时

→ 1 小时

实验材料

→ 剪刀
→ 纸板
→ 尺子
→ 2 张相同的打印图片
→ 胶水

实验步骤

步骤 1：将纸板剪成 7 厘米 × 5 厘米的长方形，制作一套游戏卡片。

步骤 2：将每张图片打印 2 份。

步骤 3：将图片粘贴到纸板上，然后让它们干透（图1）。

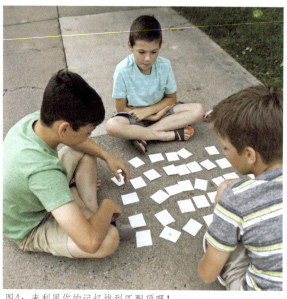

图4：来利用你的记忆找到匹配项吧！

步骤 4：制作 20 组（总共 40 张）卡片。

步骤 5：准备游戏，将所有卡片打乱。

步骤 6：以 5×8 的方式摆放好卡片，正面朝下，确保看不到图片（图2）。

步骤 7：开始玩游戏，一位游戏者先翻一张牌、然后再翻另一张牌（图3）。如果两张牌上的图片相同，则该位游戏者可以拿走这两张牌并开始下

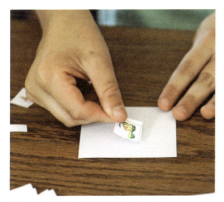
图1:将重复的图片粘贴到纸板上。

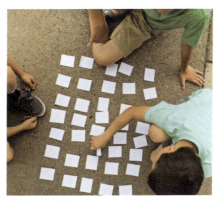
图2:用卡片制作一组8×5的网格。

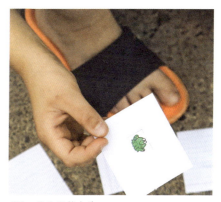
图3:轮流翻转卡片。

一轮。

步骤8:如果翻开的第二张卡片和第一张卡片上的图片不一样,那么游戏者将两张卡片正面朝下放回到原来的地方。

步骤9:然后轮到下一位游戏者寻找匹配的图片。

步骤10:游戏的目的是记住特定卡片的位置,并找到尽可能多的匹配卡片(图4)。

步骤11:找到卡片匹配最多的游戏者获得胜利。

奇思妙想

为了增加游戏难度,可以制作更多卡片并摆放好。你也可以使用同一个事物的不同图片。例如,可以用两只不同的狗制作一对卡片。即使两张卡片上狗的图片并不相同,卡片仍然是匹配的。还可以尝试使用有文字的卡片代替图片来玩游戏,这种需要记住词语的游戏是更容易还是更难了呢?

科学揭秘

为了找到匹配的卡片,第一张卡片的位置被保存在短期记忆和长期记忆中。如果一张卡片在游戏开始时就被翻到,但它的匹配卡片直到游戏后期才被找到,那么精确记忆需要发挥主要作用。玩家必须记住最开始的卡片的位置才能找到与之匹配的卡片。

相关资源

 ## 书籍

- Chudler, E. H. *Inside Your Brain*.
  New York: Chelsea House Publishers, 2007.

- Chudler, E. H. *The Little Book of Neuroscience Haiku*.
  New York: W. W. Norton & Company, 2013.

- Chudler, E. H., and L. A. Johnson.
  Brain Bytes: Quick Answers to Curious Questions about the Brain.
  New York: W. W. Norton & Company, 2017.

- Eagleman, D. *The Brain: The Story of You*.
  New York: Pantheon Books, 2015.

- Farinella, M., and H. Ros. *Neurocomic*.
  London: Nobrow Ltd., 2013.

- Fleischman, J. *Phineas Gage: A Gruesome but True Story about Brain Science*.
  Boston: Houghton Mifflin Co., 2002.

- Swanson, L. W., E. Newman, A. Araque, and J. M. Dubinsky. *The Beautiful Brain: The Drawings of Santiago Ramon y Cajal*.
  New York: Abrams, 2017.

 ## 网站

- The Brain from Top to Bottom:
  http://thebrain.mcgill.ca

- BrainU, Cool Stuff:
  http://brainu.org/cool-stuff

- BrainWorks:
  http://uwtv.org/series/brainworks

- Comparative Mammalian Brain Collections:
  http://brainmuseum.org

- Knowing Neurons:
  http://knowingneurons.com

- National Institute on Drug Abuse:
  www.drugabuse.gov

- Neuroscience for Kids:
  http://faculty.washington.edu/chudler/neurok.html

- Society for Neuroscience:
  www.sfn.org

- Your Amazing Brain:
  www.youramazingbrain.org.uk

附 录

 单元换算

→ 长度

1 微米 = 1000 纳米

1 毫米 = 1000 微米

1 厘米 = 10 毫米

1 米 = 100 厘米

1 千米 = 1000 米

→ 容量

10 毫升 = 2 茶匙

75 毫升 = 5 汤匙

100 毫升 = 0.4 杯

200 毫升 = 0.8 杯

250 毫升 = 1 杯

→ 速度

1 米/秒 = 3.6 千米/小时

120 米/秒 = 432 千米/小时

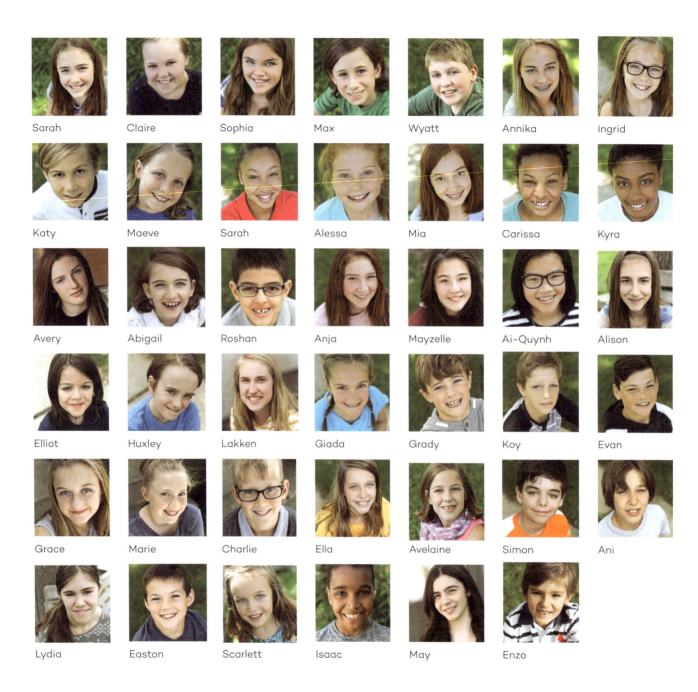

致 谢

感谢我的妻子Sandy和我的孩子Kelly与Sam，在这本书的实验开发过程中，他们一直容忍因为我而变得乱七八糟的厨房桌面和架子。我希望他们也同样享受实验的测试过程，在所有的实验正式面世之前。

感激Quarry Books出版社的编辑Jonathan Simcosky和John Gettings，因为他们，本书才得以出版，感谢他们一直耐心并全面地回答了我的许多问题。

最后，感谢无与伦比的摄影师Liz Heinecke，以及出现在书中的所有孩子们，感谢他们慷慨地付出时间与精力，为本书带来了色彩和鲜活的生命力。

关于作者

埃里克·H·查德勒（Eric H. Chudler）是一位神经学专家，研究方向主要是大脑如何处理来自感官尤其是皮肤的信息。目前正致力于研究药用植物和药物中的化学物质是如何影响神经系统及其再生的。

1985年，埃里克在华盛顿大学西雅图分校获得心理学博士学位。他曾就职于美国里兰州贝塞斯达国立卫生研究院（1986-1989）和波士顿麻省总医院的神经外科（1989-1991）。目前是生物工程系的助理研究教授，并担任感觉运动神经工程中心的执行主任/教育主任。同时，他还任教于华盛顿大学麻醉学和疼痛医学学院，教授研究生的神经生物学和行为学课程。除了进行基础神经科学的研究外，他还与其他神经科学家及教授合作开发教材，帮助学生了解大脑。

译后记

在大千世界中，脑如何工作仍然是一个谜。脑主导了我们的行为、意识、情感、决策，也主导了孩子们的能力成长和知识积累。然而，我们对这个"小宇宙"的了解仍然停留在"盲人摸象"的阶段。也许，未来的科学家们将站在我们的肩膀上，更深入地理解脑如何工作，如何更充分地发挥脑的优势，如何更好地保护脑免受伤害。这些未来的科学家们可能就来自于本书的小读者们。

作为一名一线的脑科学研究者和教育者，以及两个宝贝的父亲，拿到原书的时候，我感到非常兴奋，从未见到过如此专为孩子精心设计、能让小读者在亲身实践中了解脑的基本知识和功能的书籍，它把通常只见诸于书本的脑科学知识变成了一个个可实际操作的有趣小实验。在翻译过程中，我也试着和两个孩子一起动手实践，小家伙们对脑科学也产生了深刻的印象和探索的兴趣。"纸上得来终觉浅，绝知此事要躬行"，已经有很多证据表明，实践是学习的最有效方式。我个人认为，这样的书代表了一种未来教育的新方式，我很庆幸能够参与这样的教育，在翻译过程中也深受启发。

同时，我也深深感到，我们对脑科学的了解和普及教育还远远不足。现在，大多数家长朋友已经意识到脑的发展对于孩子成长的重要性，但对具体如何依据脑的发展规律帮助孩子，尚不清楚。作为脑科学研究者，我们正在从两方面努力：我们在研发具有科学基础的、更简便易用的脑发展水平的测量和干预手段；我们也在努力地让大家意识到，关注孩子的脑发展状态和轨迹与关注孩子的身高、体重的成长同样重要。在此，我向读者推荐两个相关的微信公众号："少儿脑科技小课堂"和"脑和青春那些事儿"。前者有助于大家更深入了解孩子的脑和教育的方方面面，后者更专注于与脑和认知能力有关的科学研究和测评招募。

希望"玩过"这本书的小朋友，会更加了解自己的头脑，觉得"脑科学"很有趣。

杨 志

上海交通大学心理与行为研究院特聘研究员、博士生导师

2019年9月上海

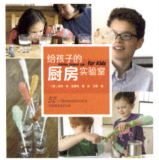
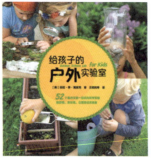
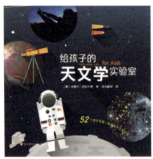
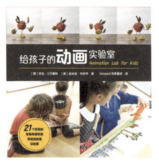
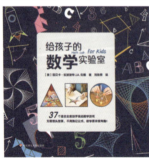
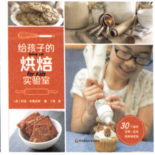
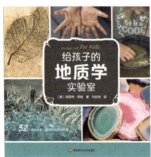
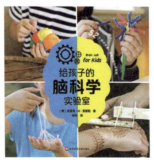

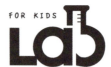

给孩子的实验室系列

给孩子的厨房实验室

给孩子的户外实验室

给孩子的动画实验室

给孩子的烘焙实验室

给孩子的数学实验室

给孩子的天文学实验室

给孩子的地质学实验室

给孩子的能量实验室

给孩子的 STEAM 实验室

给孩子的脑科学实验室

扫码关注
获得更多图书资讯